ギャンブル依存症サバイバル

パチンコ・スロット・競馬・競輪に
おぼれる人を救済するため、
患者・家族・医療者に贈る指南書

編著 熊木徹夫 あいち熊木クリニック院長　ギャンブル依存症研究所

中外医学社

まえがき
～「ギャンブルさえしなければ、いい人」～

　あいち熊木クリニックを開設し間もない頃、一組の夫婦が訪ねてきました。

　お2人の顔は強ばっており、互いをぎこちなく意識し合っている様子が、今も脳裏に浮かびます。「こんなことで、精神科クリニックへ来るのもどうかと思いましたが……」と前置いて、ご主人が意を決したように訥々と語り出しました。趣味だったパチンコにいつしかのめり込むようになり、就寝後もじゃらじゃら玉が落ちてくるような"幻覚"にとらわれ、眠れなくなったということでした。そこに奥さんが付け加えられたのは、次のようなことでした。

　「私からみた夫の一番の問題は借金で、結婚以来、累計数千万に膨れあがっている」

　「夫の借金が発覚するたびに、私が何とか揉み消そうと躍起になり、貯金を崩し返済にあてがったが、そんなものは焼け石に水だった。最終的には、子どもの学資保険まで解約したので、子どもが大学進学を断念した」

　「夫はもともと無口ではあるけれども誠実な人だった。しかし、パチンコがらみで御為ごかしの嘘を頻繁につくようになり、今では夫の話すことのすべてが信用できない」

　「2人の子どもはこの状況にあきれかえっており、『お父さんなんか居なくなればいいのに』と言うようになった。年に一度必ず行っていた家族旅行も、いつしかなくなってしまった」

　冷静ではあるものの、奥さんの口からは、ご主人への不満がとめ

どなく溢れ、際限ないかのようでした。このような話を聞き続けながら、私が考えていたのはただ一つのことでした。「ではなぜ、この２人は離婚しないのだろう」

　そして、はたと思い至りました。そして、奥さんに一言こう尋ねました。「ご主人はきっと、"ギャンブルさえしなければ、いい人"なんですよね」

　途端、奥さんの顔が紅潮し、目からぽわっと涙が溢れ出しました。後から後から涙は溢れ、もう止まらない。ご主人は、隣でがっくりうな垂れていました。

　私はこの一瞬に、この夫婦の積年の恩讐を超えた深い結びつきをみた思いがして、粛然としました。そして、そこにこそ治療の可能性が見出せる、という信念が湧き起こりました。これが、私が"ギャンブル依存症"というものに遭遇し、それとのかかわりを決意した瞬間です。

　結局、この初回面接で、ご主人は「治療の後、必ず立ち直ってみせます」と、小さいけれどハッキリした声で言い切ってくれました。

　私はご主人に次のように話して、この面接を締めました。「行き過ぎた日々はもう戻らない。でもここに、かけがえない家族の絆という"最後の財産"が残されている。これまで奥さんが寄せ続けてくれた信頼に対し、今度はあなたが一生かけてお返しする番です。あなたが死ぬ時に、子どもたちから"親父はバカなこといっぱいしたけど、いいところあったよな"と言ってもらえるような、そんな最期を目標として、これからの人生を生きてみませんか」。私たちが握手を交わしたその上から、ポタリポタリとご主人の涙が滴りました……。

　それから７年半の月日が流れました。件のご夫婦は、今も２カ月

に一度、クリニックを訪れてくれています。いろいろ揺れ動きはあったようですが、あの初回面接から一度もパチンコには行っていない、とご主人は胸を張ります。ご夫婦とも、いつも満面の笑みをたたえて、診察室にやってきます。もはや通院する必要はないレベルに達して何年も経っていますが、どうやら「初診忘るべからず」ということのようです。私にもこの"儀式"の重要性がわかる気がします。そして確信をもって言えること、それは「ご主人はもう、一生パチンコに手を染めないだろう」。

　このご夫婦を皮切りに、これまでに全国から数百のご夫婦が、あいち熊木クリニックとギャンブル依存症研究所に、ギャンブル依存症治療のために訪れました。そこでは、いろいろな人生模様が描かれました。またそのほとんどが、人生の崖っぷちです。それゆえに、治療はなかなか一筋縄ではいきません。でも治療が隘路にハマり込んでしまったとき、私がいつも立ち返るのはこの最初のご夫婦との初回面接の場、そして「ギャンブルさえしなければ、いい人」という、か細いけれどしかし勁い夫婦の絆です。

　ギャンブル依存症の治療者はつまるところ、この"絆の再確認の立ち会い者"でしかないのかもしれません。しかし、一見枯れてしまったようなご夫婦の情愛のなかから、この絆を探り当て可視化することは、実は当事者同士にはなかなかできないことなのです。そこに意義を感じて、クライアント夫婦は足を運んでくれているのだろうし、私自身そのことを自認して、今日もまた、ギャンブル依存症臨床に立ち会っています。

　ギャンブル依存症治療は、正直生易しいものではありません。人生の起死回生、まさにサバイバルです。本書は、今ギャンブル依存症で苦しんでおられるあなた、そして何よりもそのご家族に読んで欲しいです。そして、今まさにギャンブルに吸い込まれそうになっ

ているあなたにも。

　また、推計536万人（2014年．厚生労働省発表）といわれる膨大な数のギャンブル依存症者の治療・援助に当たるのに、私1人がいくら蟷螂の斧を振り上げたところで、どうにもならない。先駆的役割を果たしておられる先生も幾人かいらっしゃいますが、まだまだギャンブル依存症の治療者・援助者の絶対数が不足しているのが実情です。少しでも多くの精神科医・臨床心理士・精神保健福祉士などの臨床家が、私たちの考えに共鳴し、ギャンブル依存症治療の土俵に上がっていただくことが重要であり、本書がその一助になることを祈念しています。

2015年7月

熊木徹夫

目　次

まえがき～「ギャンブルさえしなければ、いい人」～ …………… iii

プロローグ ………………………………………………………………… 1

第1章 ギャンブル依存症とは

1　ギャンブル依存症の実態 ………………………………………… 4
　　ギャンブル依存症を「診る」難しさ ………………………… 4
　　ギャンブル依存症の定義 ……………………………………… 5
　　DSMにおける「ギャンブル障害」診断基準の変遷 ………… 10
　　ギャンブル依存症を見分けるポイント
　　　　―趣味と依存の境界線は？ …………………………… 12
　　ギャンブル依存症が引き起こす二次被害 …………………… 13
　　ギャンブル依存症と自殺 ……………………………………… 17
　　ギャンブル依存症は特別な人だけの病ではありません！ … 22
　　ギャンブル依存症の実態―ギャンブル依存症当事者 ……… 23
　　ギャンブル依存症の実態―当事者の家族 …………………… 26
　　否認の病 ………………………………………………………… 29
　　助けを求めない人々 …………………………………………… 30
2　ギャンブルにハマり込むメカニズム、「嗜癖」とは何か …… 32
　　嗜癖とは何か …………………………………………………… 32
　　嗜癖が強固な基盤を得るプロセス …………………………… 33
　　嗜癖からの回復を妨げる問題 ………………………………… 36
3　今、男性ナルシシズムが死にかけている
　　　　～現代ギャンブル依存症考～ ………………………… 38
　　現代においてギャンブルに「ハマる動機」とは？ ………… 38
　　日本では、圧倒的に男性ギャンブル依存症者が
　　　　多い理由は？ …………………………………………… 38

"しょうがない男"と"それを大目に見る女"	39
「恥」という行為規範―揺るぎなき父性の存在	40
現代日本の男性原理不在	40
今、男性ナルシシズムが死にかけている	42

第2章 治療の実際

1　ギャンブル依存症治療概観 …………………………………… 44
　　自助グループ ………………………………………………… 45
　　公的機関の取り組み ………………………………………… 47
　　精神療法（カウンセリング） ……………………………… 50
　　薬物療法（外来治療） ……………………………………… 53
　　入院治療 ……………………………………………………… 56
　　セルフケア …………………………………………………… 58
2　ギャンブル依存症治療機関一覧 ……………………………… 64
3　ギャンブル依存症研究所のご紹介 …………………………… 66

第3章 「熊木メソッド」とは何か（治療者・カウンセラーに対する、熊木からの回答）

1　初期の対応 ……………………………………………………… 71
　　ギャンブル依存症の診断 …………………………………… 71
　　治療への動機づけ …………………………………………… 73
　　念書について ………………………………………………… 75
　　クライアント本人への対応 ………………………………… 77
　　家族への対応 ………………………………………………… 83
2　中期の対応 ……………………………………………………… 88
3　終結期の対応 …………………………………………………… 92
　　クライアントの性格と治療方法との相性 ………………… 93

第4章 ギャンブル依存症の克服

- ギャンブル依存症の発覚 …… 96
- ギャンブル依存症の苦しみ …… 97
- 克服への第一歩は病識をもつこと …… 98
- 家族にできること …… 99
- 問題の見立て …… 101
- ギャンブル依存症の「火種」 …… 103
- より無害な依存をつくる …… 104
- 認知行動療法によるカウンセリング …… 107
- ギャンブル依存症が克服できたということ …… 112

第5章 ご家族の方へ

- ご家族のためのギャンブル依存症講座 …… 113
- ご家族からのQ&A …… 116

第6章 ギャンブル依存症治療体験記

- ギャンブル依存症ご本人の体験 …… 129
- ギャンブル依存症当事者ご家族の体験 …… 140
- ギャンブル依存症とたたかわれたご夫婦の体験 …… 152
- 同じ境遇にいる方へのメッセージ
  〜依存症だったからいえること〜 …… 157

あとがき〜いかなる嗜癖にもならない、勁（つよ）い人間なんているだろうか〜 …… 161

索引 …… 165

プロローグ

実は身近なギャンブル依存症

「536万人」と聞いて、みなさんは何が思い浮かぶでしょうか？ 北海道の人口？ 1年間で沖縄を訪れた観光客の数？ それとも映画『スパイダーマン』の観客動員数？ どれも近いけど、ハズレです。

536万人[1]は、他でもない、ギャンブル依存症の罹患者数。日本人の実に4.8％がギャンブル依存症だといわれています[2]。ちなみに、北海道の人口は約542万人[3]、沖縄県入域観光客数が約583万人[4]、『スパイダーマン』の観客動員数は約514万人[5]ですから、ギャンブル依存症者536万人というのがいかに膨大な数であるか、おわかりいただけたでしょうか？

今、あなたが書店やカフェに居るのなら、周りを見渡してみてください。視界に映る20人のうち、1人はギャンブル依存症なのです。あるいは、中学校のクラスを思い返してみてください。あの頃教室にいた40人のうちの2人が、いまやギャンブル依存症になっているのです。もしかしたら、あなた自身がその1人なのかもしれません。

世界的にみても、これほど有病率が高い国は他にありません。ギャンブル依存症は、いわば「隠れ国民病」なのです。実際、世界

---

1) 厚生労働省: 2014年
2) 毎日新聞: 2014年9月8日　朝刊
3) 北海道: 2014年10月1日
4) 沖縄県: 2013年1月
5) 文化通信.com: 2007年6月14日

的にみても、日本のギャンブル依存症有病率はカジノ大国アメリカの3倍、隣国韓国の6倍と、非常に高い数字であるといえます。ですが、その認知度は、同じ精神疾患の「うつ病」や「アルコール依存症」と比べ、格段に低いのが現状です。

　ギャンブル依存症が認知されにくい理由としては、「否認の病」とよばれる病気の特性や、いまだに「ギャンブル依存＝甘え」という風潮が強いなか、当事者およびご家族がなかなか専門機関に相談できずにいることなど、様々な理由が考えられますが、それらはおいおいお話するとして、まずは、ギャンブル依存症が一部の特別な人に限った話ではなく、誰もが陥る危険性をもった病気である、という認識をもっていただけると幸いです。

本書の使い方

　これまで、依存症治療——ことにギャンブル依存症治療——においては、治療や回復のモデルがなく、個々の専門家が独自の専門知識や経験、感性といったもので成果をあげてきました。そうした中で、厚生労働省は、アルコール・薬物・ギャンブルといった各種依存症に関する知見を集積し、治療のガイドラインを作成する事業を進めています[6]（詳細はP.47〜49の「第2章　治療の実際　公的機関の取り組み」参照）。このような治療のベースとなるガイドラインの確立は、依存症治療の発展に大きく寄与することが期待されます。

　いまだ、共通の治療法が確立されていないギャンブル依存症においては、あくまで科学的な根拠に基づく理論に立ちながら、各々の臨床家が自身の経験や感性を活かして対応にあたることが重要であるからです。そのため、全体を通して、以下の2つのポイントについてわかりやすくご紹介することを本書の目的としました。

6）厚生労働省：2014年

＊克服・治療の共通基盤となる部分（ギャンブル依存症に関する基礎知識や、先行研究ですでにわかっている事実を踏まえた対応、あるいは禁忌事項など）

＊オリジナリティを含む臨床技法・知見（認知行動療法を用いたカウンセリング技法や熊木メソッド、現場の感触を踏まえた対応のあれこれ、当事者の体験からわかることなど）

ですから、本書の使い方はあなた次第です。たとえば……

・当事者やご家族の方は、体験記やQ&A、本章でご紹介する様々なアプローチを参考に、今後の治療計画を立て、行動に移すガイドブックとして

・ギャンブル臨床初学者の方は、ギャンブル依存症治療の共通認識を知り、今後、ご自身の治療のスタンスを確立するための参考書として

・すでにギャンブル臨床の経験がおありの方は、ご自身で展開している治療をさらに発展させるためのエッセンスが詰まったアイデアブックとして

・ギャンブルはするけど、まだ依存症ってほどじゃ……というあなたは、ギャンブル依存症に関する正しい知識を身につけ、予防に役立てるための読み物として

というように、立場や目的に応じて自由にご活用いただければ幸いです。

(W)

第1章

ギャンブル依存症とは？

1 ギャンブル依存症の実態

ギャンブル依存症を「診る」難しさ

 ふつう、病院にかかると、腫瘍があるから「がん」、骨が折れているから「骨折」というように、問題が存在するか/しないかによって、病気や怪我の有無を判断してもらうことができます。ただし、精神科・心療内科だけは、そういうわけにはいきません。精神科や心療内科で扱う問題は、内科や外科で扱うそれのように「病気の人」と「そうでない人」の線引きがはっきりできるものではないのです。精神疾患は往々にして、客観的事実だけでなく、本人（あるいは周囲の人々）の困りや、置かれた環境の違いといった事例性を排除しては検討しようのないものだからです。ことにギャンブル依存症に関しては、そうした傾向が強く、境界が非常に曖昧な印象を受けます。

 たとえば、ギャンブルに月100万円費やすAさんとBさんがいたとします。Aさんは年収1億円の大富豪で、毎月100万円以上使うことは絶対にありません。一方Bさんは月収30万円。毎月消費者金融に借金をしてギャンブル資金を捻出し、ギャンブルで借金返済を試みていますが、返済目途は立っておらず、見かねた奥さん

に先日離婚話を切りだされたばかり、という状況です。使っている額は同じ100万円でも、AさんとBさんにとって100万円の価値が違うことは明らかで、ギャンブルによる困り感にも雲泥の差がありそうだと想像がつくのではないでしょうか？（Aさんに関しては、そもそも困っていなさそうですね）

このように、客観的事実だけにとらわれず、各事例に個別の詳細な状況を踏まえ、重症度や必要なアプローチを見立てなければいけないところが、ギャンブル依存症の難しさだといえます。

本書では、こうした捉えどころのないギャンブル依存症を、実際の事例や、現場の臨床感覚を踏まえ、紐解いていきたいと思います。ですがその前に、まずは精神医学的観点からギャンブル依存症がどう定義されているのかみていきましょう。

ギャンブル依存症の定義

ギャンブル依存症の診断基準としてよく用いられるものに、以下の3つがあります。
- アメリカ精神医学会による『精神疾患の診断と統計マニュアル第5版』（Diagnostic and Statistical Manual of Mental Disorders：DSM-5
- アメリカのサウスオークス財団によるサウスオークス・ギャンブル・スクリーン（SOGS）
- ギャンブラーズ・アノニマス（GA）による20の質問

それぞれについて詳しくみてみましょう。

1. DSM-5

DSMはギャンブル依存症に限らず、日本における精神疾患の診断の際にもっともよく使用されているマニュアルの一つです。最新版のDSM-5では、ギャンブル依存症の特徴を示す9項目のうち、4つ以上に当てはまること（基準A）、そして「その賭博行為は、躁

表1 DSM-5によるギャンブル障害の診断基準

A. 臨床的に意味のある機能障害または苦痛を引き起こすに至る持続的かつ反復性の問題賭博行為で、その人が過去12カ月間に以下のうち4つ（またはそれ以上）を示している。
（1）興奮を得たいがために、掛け金の額を増やし賭博をする欲求。
（2）賭博をするのを中断したり、または中止したりすると落ち着かなくなる。またはいらだつ。
（3）賭博をするのを制限する、減らす、または中止したりするなどの努力を繰り返し成功しなかったことがある。
（4）しばしば賭博に心を奪われている（例：過去の賭博体験を再体験すること、ハンディをつけること、または次の賭けの計画を立てること、賭博をするための金銭を得る方法を考えること、を絶えず考えている）。
（5）苦痛の気分（例：無気力、罪悪感、不安、抑うつ）のときに、賭博をすることが多い。
（6）賭博で金をすった後、別の日にそれを取り戻しに帰ってくることが多い（失った金を"深追いする"）。
（7）賭博へののめり込みを隠すために、嘘をつく。
（8）賭博のために、重要な人間関係、仕事、教育、または職業上の機会を危険にさらし、または失ったことがある。
（9）賭博によって引き起こされた絶望的な経済状態を免れるために、他人に金を出してくれるよう頼む。

B. その賭博行為は、躁病エピソードではうまく説明されない。

ギャンブル障害の程度は……

軽度：4〜5項目の基準に当てはまる。
中等度：6〜7項目の基準に当てはまる。
重度：8〜9項目の基準に当てはまる。

（日本精神学会監修，高橋三郎・大野　裕監訳，染矢俊幸・神庭重信・尾崎紀夫，三村　將，村井俊哉翻訳．DSM-5精神疾患の分類と診断の手引．東京：医学書院，2014．を基に作成）

病エピソードではうまく説明されないこと」（基準B）を両方同時に満たす場合、「ギャンブル障害」と診断されます（表1）。基準Bは平たくいうと、躁状態の時にだけギャンブルにハマりこむ場合

は、躁や躁うつが問題の根本にあると考えられるので、ギャンブル障害の診断はつきません、ということです。

2. SOGS

2つ目の診断基準は、ギャンブル依存症治療で成果を上げているサウスオークス財団が開発したSOGSの邦訳版です（表2）。

採点基準に基づき、5点以上のものを「ギャンブル障害」、3点ないし4点のものは将来ギャンブル依存症になる危険性の高い「問題賭博者」としています。DSMは専門家のための診断書ですが、SOGSと次に紹介するGAの20の質問は、記入式で当事者の方に直接回答を求めることができます。それを専門家が採点し、診断の参考にするというわけです。SOGSは、3つの診断基準の中でも、借金に重点をおいた質問で構成されているという特徴があります。

3. GAの20の質問

最後にご紹介するのが、ギャンブラーズ・アノニマス（GA）という当事者による自助グループが作成した20の質問です（表3）。

いずれの質問にもはい/いいえの二択で答えるようにできており、はいが7項目以上あると「強迫的ギャンブラー」であると診断されます。この質問表の特徴は、すべての質問が「〜がありましたか？」といった過去形で表記されている点です。ギャンブル依存症が、他の疾患と異なる最大のポイントのひとつが「現在症状（問題行動）がみられない＝治癒ではない」というところです（この点については「第4章　ギャンブル依存症の克服」で詳しく解説します）。そのため、現時点だけでなく、過去に強迫的ギャンブラーといえる要素がなかったか検証できるところが、GAの20の質問の優れた点であるといえます。

なお、診断名にいまだ統一名称がないことを踏まえ、本書では「ギャンブル障害」を、みなさんに馴染みの深い「ギャンブル依存症」、「病的賭博者」、「強迫的ギャンブラー」を「ギャンブル依存症

表2 SOGSによるギャンブル障害の診断基準

1. ギャンブルで負けたとき、負けた分を取り返そうとして別の日にまたギャンブルをしたか。【選択肢 a. しない、b. 2回に1回はする、c. たいていそうする、d. いつもそうする（c または d を選択すると1点）】
2. ギャンブルで負けたときも、勝っていると嘘をついたことがあるか。【選択肢 a. ない、b. 半分はそうする、c. たいていそうする（b または c を選択すると1点）】
3. ギャンブルのために何か問題が生じたことがあるか。【選択肢 a. ない、b. 以前はあったが今はない、c. ある（b または c を選択すると1点）】
4. 自分がしようと思った以上にギャンブルにはまったことがあるか。【選択肢 a. ある、b. ない（a を選択すると1点）】
5. ギャンブルのために人から非難を受けたことがあるか。【選択肢 a. ある、b. ない（a を選択すると1点）】
6. 自分のギャンブル癖やその結果生じた事柄に対して、悪いなと感じたことがあるか。【選択肢 a. ある、b. ない（a を選択すると1点）】
7. ギャンブルをやめようと思っても、不可能だと感じたことがあるか。【選択肢 a. ある、b. ない（a を選択すると1点）】
8. ギャンブルの証拠となる券などを、家族の目に触れぬように隠したことがあるか。【選択肢 a. ある、b. ない（a を選択すると1点）】
9. ギャンブルに使う金に関して、家族と口論になったことがあるか。【選択肢 a. ある、b. ない（a を選択すると1点）】
10. 借りた金をギャンブルに使ってしまい、返せなくなったことがあるか。【選択肢 a. ある、b. ない（a を選択すると1点）】
11. ギャンブルのために、仕事や学業をさぼったことがあるか。【選択肢 a. ある、b. ない（a を選択すると1点）】
12. ギャンブルに使う金はどのようにして作ったか。またどのようにして借金をしたか。当てはまるものに何個でも○をつける。【選択肢 a. 生活費を削って、b. 配偶者から、c. 親類、知人から、d. 銀行から、e. 定期預金の解約、f. 保険の解約、g. 家財を売ったり質に入れて、h. 消費者金融から、i. ヤミ金融から（○1個につき1点）】

（帚木蓬生．ギャンブル依存症とたたかう．東京：新潮社，2004．p36-38．）

表3 GA20(ギャンブラーズ・アノニマス20)の質問

No.	質問項目	はい	いいえ
1	ギャンブルのために仕事や学業がおろそかになることがありましたか。		
2	ギャンブルのために家庭が不幸になることがありましたか。		
3	ギャンブルのために評判が悪くなることがありましたか。		
4	ギャンブルをした後で自責の念を感じることがありましたか。		
5	借金を払うためのお金を工面するためや、お金に困っているとき何とかしようとしてギャンブルをすることがありましたか。		
6	ギャンブルのために意欲や能率が落ちることがありましたか。		
7	負けた後で、すぐにまたやって、負けを取り戻さなければと思うことがありましたか。		
8	勝った後で、すぐにまたやって、もっと勝ちたいという強い欲求を感じることがありましたか。		
9	一文無しになるまでギャンブルをすることがよくありましたか。		
10	ギャンブルの資金を作るために借金をすることがありましたか。		
11	ギャンブルの資金を作るために、自分や家族のものを売ることがありましたか。		
12	正常な支払いのために「ギャンブルの元手」を使うのを渋ることがありましたか。		
13	ギャンブルのために家族の幸せをかえりみないようになることがありましたか。		
14	予定していたよりも長くギャンブルをしてしまうことがありましたか。		
15	悩みやトラブルから逃れようとしてギャンブルをすることがありましたか。		

16	ギャンブルの資金を工面するために法律に触れることをしたとか、しようと考えることがありましたか。		
17	ギャンブルのために不眠になることがありましたか。		
18	口論や失望や欲求不満のためにギャンブルをしたいという衝動にかられたことがありましたか。		
19	良いことがあると2・3時間ギャンブルをして祝おうという欲求がおきることがありましたか。		
20	ギャンブルが原因で自殺しようと考えることがありましたか。		

それぞれの質問について、「はい」か「いいえ」の当てはまる方に「○」をつけてください。

者」あるいは「当事者」と表記します。

DSMにおける「ギャンブル障害」診断基準の変遷

 ところで、先にご紹介したDSM-5で「ギャンブル障害」が登場するまでには相当な紆余曲折がありました。DSMにおける診断基準の変遷は、ギャンブル依存症をとらえる上で重要な示唆を与えてくれるものなので、ここで簡単に触れておきたいと思います。

 DSMにギャンブル依存症が初めて登場したのは、1980年の第3版でした。1980年に刊行されたDSM-IIIから、2013年にDSM-5が刊行されるまでの間、ギャンブル依存症は「病的賭博」という名称で、「衝動制御障害」の下位項目として扱われていました。この間、同じ「衝動制御障害」の枠組みで扱われていたのは、「窃盗癖」や「放火癖」などの疾患です。これが、2013年、19年ぶりに改訂された最新版のDSM-5では、「ギャンブル障害」という名称で「物質関連と嗜癖障害」の下位項目として扱われるようになりました。「物質関連と嗜癖障害」に分類されたのは、ギャンブル障害の他に、「アルコール依存」や「大麻依存」などの疾患です。

並列する疾患の特徴から、DSM-5 までは「ギャンブル依存症」が、その衝動性と反復性に着目して定義づけられていたことがわかります。それに対して今回の改訂では、離脱症状や耐性といった、身体的な症状・変化に着目した分類がなされたことが大きな特徴です。ギャンブル臨床に携わる専門家の間では「今回の改訂で、長年抱いていた違和感が払拭された」という声を多く耳にします。というのも、ギャンブル依存症は、離脱の過程で物質依存と同じ身体症状を呈するものであるにもかかわらず、該当行為をやめたところで、そうした身体症状が起こらない「窃盗癖」や「放火癖」と同じ枠組みで扱われることに疑問を抱いていた専門家が少なくなかったのです。

　アルコール依存や大麻依存等の物質依存と同じく、ギャンブル依存症もギャンブルを断って数カ月は焦燥感や不眠、動悸、息苦しさ、手足の震えなどといった、離脱症状がみられます。また、物質依存に陥った人に耐性ができ、多少のアルコールや薬物では満足できなくなっていくように、ギャンブル依存に陥った人も、次第に少ない掛け金では満足できず、さらなるスリルと興奮を求めて大金をかけるようになっていくという共通項がみられます。

　今回の新分類は、身体症状を伴うギャンブル依存症を前に、「気合い」や「やる気」といった意志の力が、あまりに無力なものであることを示唆しているように思います。そして、実際にこのような前提に立つことがギャンブル依存症克服のスタートラインなのです。

　また、今回の改訂のもう一つのポイントは、長年ギャンブル障害の表現にあたって使用されてきた「依存」という言葉が廃止され、はじめて「嗜癖」という言葉が用いられた点です。当院院長の熊木は、嗜癖について「快感の伴う癖」と表現しています。アルコールや大麻（カビナス）といった物質も、使用すると快感を伴い、癖に

なってしまうという意味では嗜癖物質といえるでしょう。ギャンブル障害と並列する疾患で問題となる嗜癖物質は、カフェインを除いて何らかの使用制限が加えられているものばかりです。たとえばアルコールやタバコは禁止まではされてはいないものの、年齢制限がありますし、アルコール類のテレビ CM も放送時間が決まっているなど自主規制がかけられています。大麻（カビナス）や幻覚剤、吸引剤（シンナー）の類は、言うまでもなく、法による厳しい規制を受けています。嗜癖物質には、いずれもこのような規制がかけられているにもかかわらず、嗜癖となる行為、すなわちギャンブルには一切の制限がかけられていないばかりか、国が主体となってさまざまなギャンブルを展開していることに、精神科医の箒木は警鐘を鳴らしています[1]。

ギャンブル依存症を見分けるポイント──趣味と依存の境界線は？

少し道が逸れたので、ギャンブル依存症の特徴に話を戻すことにしましょう。ギャンブル依存症のカウンセリングをしていると、時々「自分がギャンブル依存症かどうか知りたい」という方がいらっしゃいます。どこまでが趣味の範囲で、どこからが依存症なのかという疑問はもっともです。ギャンブル依存症は、先にあげたような質問票で精査することもできますが、熊木は「もっと簡単に──たったひとつの質問で──あなたがギャンブル依存症かどうかのあたりをつけることができる」と言います。

Q　あなたはギャンブルのために借金をしたことがありますか？
　　この質問に Yes の場合、十中八九ギャンブル依存症と考えて間違いありません。借金をする時点で、すでに自分の力

---

1) 箒木蓬生：ギャンブル依存国家・日本. 東京：光文社, 2014.

量を超えたところでギャンブルを行っているため、趣味とはいえないのです。一方、趣味の範囲のギャンブルであれば、「毎月決めたお金の中で遊ぶ」ことができます。万が一、その月に使える額ギリギリまで使ってしまっても、「次の給料日を待つ」ことができるため、借金には手を出さずに済みます。しかし、ギャンブル依存症の域までいっている場合、ギャンブルをしたい！ という衝動に打ち勝つことができず、「計画的にお金を使う」、「来月まで待つ」といったことができません。その結果、新たな選択肢として借金が浮上し、実際にそれを選んでしまうのです。借金の原因第1位は「ギャンブル」という報告[2]があるように、借金の問題はギャンブル依存症に必ずと言っていいほど付随する深刻なものであるといえます（図1）。

　私がカウンセリングを担当した当事者の方は、借金について「繰り返していると、いつの間にか消費者金融が自分の財布のように思えてくる」とおっしゃっていました。借金は、本当は手元にないはずのお金。にもかかわらず、借金を繰り返すことで、あたかも自分の手の内でギャンブルに興じているような錯覚に陥るのですから恐ろしいことです。

ギャンブル依存症が引き起こす二次被害

借金の問題と関連して、ギャンブル依存症がもたらす弊害についてもう少しお話したいと思います。ギャンブル依存症は、次のような二次被害を引き起こす危険性をはらんでいます。
・離婚・一家離散
・育児放棄

2）NPO法人熊本クレ・サラ被害をなくす会

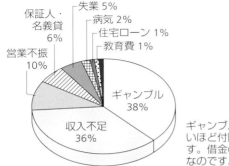

図1　借金の原因（熊本クレ・サラ被害をなくす会まとめ）

・精神疾患の併発
・犯罪

　ひとつひとつ取り上げてみたいと思います。

1. 離婚・一家離散

　これは借金に次いで、付随することの多い問題であるといえます。国民生活白書[3]によると、借金は、離婚の原因第1位のDV（16％）、第2位の浮気（14％）に次いで第3位（13％）であるとされています。先ほどの、借金の原因は約4割がギャンブルだというデータと合わせると、ギャンブルによる借金で離婚を余儀なくされる夫婦は、私たちが考える以上に多いのかもしれません。

　カウンセリングをしていると、借金が原因で、離婚や一家離散に至った家族のエピソードを大変よく耳にします。当事者がこしらえた借金のあまりの額に、離婚を言い渡されるケース。隠れて借金を繰り返され、家族が気づいたときには生活が立ちゆかなくなってい

---

3) 国民生活白書: 2013年

るケース。借金の取り立てに追われて一家離散となってしまうケース……。

一口に離婚といっても、その決断に至るまでに、ご家族が味わった苦しみは筆舌に尽くしがたいものがあります。そして、借金の事実以上に家族を傷つけるのは、「もう絶対に借金はしない」と何度約束しても繰り返される裏切りなのです。

2. 育児放棄

毎年夏になると決まって報道されるニュースに、パチンコ店の駐車場で置き去りにされた子どもが死亡する事件があります。これらの事件は本当に痛ましいもので、幼い我が子を車内に放置した親には非難が集中します。「同じ子をもつ親として考えられない」。「何時間も炎天下の車内に幼児を放置したらどうなるか想像もつかなかったのか」。「何を思いパチンコを打っていたのだろう」……。

子どもを放置し、ギャンブルに興じた人々は間違いなくギャンブル依存症です。倫理的な意味合いを除いても、私たちに彼らの思考が理解できないのは無理もありません。なぜなら、その時、彼らの脳は通常では考えられない興奮状態にあるからです。

「ちょっとくらいなら……」。パチンコを楽しむつもりで出かけたときにあったのは、少しくらいなら大丈夫だろうという判断です。けれど、たまたま勝って台から動けなくなってしまう。頭の片隅に子どものことはあるけれど、大当たりは続き、もうちょっとだけ、もうちょっとだけ……と、気づけば優に数時間が経過していた、というのが大多数のケースなのではないかと思います。言い換えれば、依存症者がギャンブルをすると、「炎天下の車内にエンジンを切った状態で子どもを数時間放置したら命が危ない」「そろそろ切り上げて戻らないといけない」というごく常識的な判断も正常にできない状態に陥ってしまうということです。自分の子どもの命にも気がまわらない精神状態なのですから、自らに歯止めをかけてギャ

ンブルをやめることができないのは、異常な状態における"正常"だといえます。

3. 精神疾患の併発

ギャンブル依存症と他の精神疾患が併発しているケースは多々あります。精神科医の竹本が入院患者40例を対象に行った調査では、62.5％（25例）という高い割合で、ギャンブル依存症の合併症に精神疾患が認められました[4]。合併症は、次の2つに大別されます。
①嗜癖行動との合併（11例、27.5％）
②精神症状の合併（14例、35％）

嗜癖行動の内容としては、過量飲酒、暴力、不倫、買い物依存、万引き、浪費、放浪、家出、リストカットなどがみられます。ギャンブル依存症のケースでは、こうした様々な嗜癖行動が何種類も組み合わさって現れており、生活が崩壊しかかっているものも少なくありません。

精神症状の内容としては、うつ状態やうつ病の合併症がもっとも多く、他にも、パニック発作、強迫性障害、過食嘔吐などがみられたと報告されています。ギャンブル依存症と精神症状との関係について、竹本は「多重債務を抱え込むことや家族との対人関係の悪化、さらにギャンブルをやめたくてもやめられない依存の悪循環による精神的疲労、そして生活の困窮や生きがいの喪失、不安、絶望などが原因」と言及しています。

4. 犯罪

先に述べた併発する嗜癖（暴力や万引き）とも一部重複しますが、ギャンブル依存症は、他の精神疾患に比べて、お金欲しさに犯罪につながるケースが格段に多いことも問題です。その内容は窃盗

---

[4] 竹本隆洋：ギャンブル依存症の内観療法　現代のエスプリ470－内観療法の現在．東京：至文堂，2006．

から横領、果ては殺人と多岐にわたります。

　記憶に新しいベネッセコーポレーションの顧客情報流出事件も、背景にギャンブル依存があったことをご存知でしょうか？　2014年7月9日、進研ゼミなど、ベネッセが提供するサービスに登録していた2070万件にも及ぶ膨大な個人情報が流出したことで問題になった事件です。ベネッセのサービス利用者に、登録した覚えのない別の通信教育の会社からダイレクトメールが届くようになり、問い合わせが殺到したことで情報流出が明るみとなりました[5]。この事件を起こしたとされる男性は、転売目的で顧客情報を持ちだしたということです。どうして、こともあろうに日本を代表する大手企業であるベネッセの社員がこのような事件を起こすに至ったのでしょうか？　その後の調べで、事件を起こしたとされる男性にはギャンブルで借金があり、お金に困っていたことがわかりました。男性は、今回の情報転売で約250万円の利益を得たといいます。犯行動機は、ギャンブルの借金返済だったのです[6]。

　今回の事件によって男性が背負ったものは、社会的信用の失墜だけでなく、実刑と損害賠償でした。その額は40億円にものぼるといわれています[7]。もとは数十万円の借金が引き起こした罪の代償は、あまりにも大きかったといわざるを得ません。

ギャンブル依存症と自殺

　ギャンブル依存症が引き起こす二次被害のなかでもとりわけ深刻

---

5) 日本経済新聞：2014年7月9日　夕刊
6) Sankei Biz：2014年7月18日
　（http://www.sankeibiz.jp/express/news/140718/exc1407180655001-n1.htm）
7) 日刊ゲンダイ：2014年7月17日
　（http://www.nikkan-gendai.com/articles/view/newsx/151924/1）

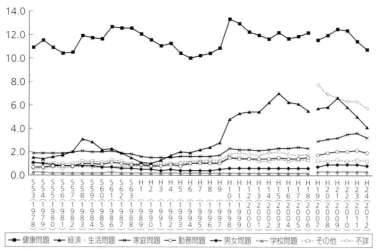

資料：警察庁「自殺統計」，総務省「国勢調査」及び総務省「人口推計」より内閣府作成

図2　自殺の原因①

なのが、自殺の問題です。内閣府が発表した最新の統計[8]によると、平成25年における自殺者は27,283名と、依然として高い数値を記録しています。自殺の原因・動機は、平成4年から現在に至るまで、第1位の「健康問題」に次いで、「経済・生活問題」が第2位に続いているという状況です（図2）。「経済・生活問題」の詳細な内訳をみていくと、平成19年から24年まで、順位の入れ替わりはあるものの、1〜3位は常に「負債（多重債務）」「負債（その他）」「生活苦」が占めており、「経済・生活問題」の中でも、借金や、生活の困窮が自殺に結びつきやすいことがわかります（図3）。また、自殺の原因第1位の「健康問題」の内訳をみてみると、「身体の病

---

8) 内閣府：平成25年度中における自殺の概要

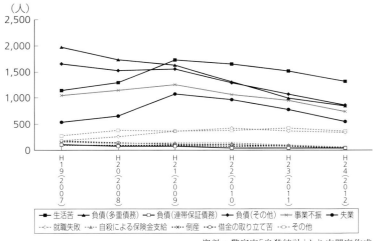

図3 自殺の原因②

気の悩み」を超えて、「うつ病の悩み・影響」による自殺者がもっとも多いことがわかります（図4）。

　先の節でもお話しましたが、借金（負債）の原因は4割がギャンブルといわれています。さらに、ギャンブル依存症は生活苦と切っても切れない関係にあること、ギャンブル依存症の合併症として、うつ病が多くみられることなどを鑑みると、ギャンブル依存症が重症化し自殺に至るケースは、データに反映こそされにくいものの、実は非常に多いのではないかと推測されるのです。

　実際に、ギャンブル依存症と自殺率に関連があることを、いくつかの研究結果が示唆しています。ギャンブル臨床に詳しい精神科医・田辺の論文『ギャンブル依存症（病的賭博）と自殺』[9]で紹介

---

9) 田辺　等. ギャンブル依存症（病的賭博）と自殺. 精神治療学. 2010; 25(2).

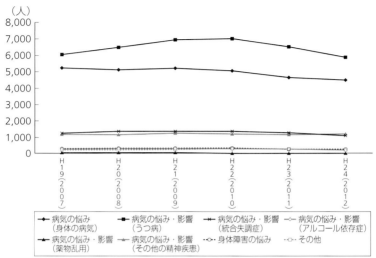

図4　自殺の原因③

されている報告によると、カナダのカルガリー大学では、ギャンブルをやめ始めて2週間以内の研究協力者101名を対象に、自殺企図と自殺念慮の有無を調べる調査が行われました。ちなみに、自殺念慮は「死ななければいけない」という切迫した考えを抱くこと、自殺企図は実際に自殺を実行しようと行動にうつすことを指します。結果、101名中33名（33%）に自殺企図が、39名（39%）に自殺念慮が認められることが明らかになりました[10]。これは、非常に高い割合であるといわざるを得ません。

　我が国で行われた研究も少なからず存在します。厚生労働省の研

---

10) Hodgins DC, Mansley C, Thygesen K: Risk factor for suicide ideation and attempts among pathological gamblers. Am J Addict. 2006; 15: 303-310.

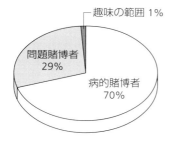
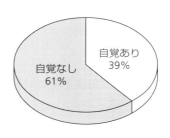
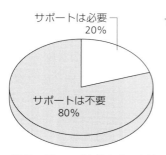
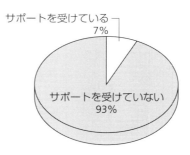

図5 ギャンブル依存症の実情

究班の調査[11]によると、ギャンブル依存症者の自殺念慮の生涯経験率は61.2％で、これはアルコール依存で入院している者よりも高い割合だといいます。

これまでの研究データは、いずれもギャンブル依存症と自殺が密

---

11) 田中克俊（分担研究者）．いわゆるギャンブル依存症の実態と地域ケアの促進．精神障害者の地域ケアの促進に関する研究　平成20年度総括・分担研究報告，2009．

接な関係にあることを物語っています。自殺が日本の抱える大きな問題のひとつであることは周知の通りですが、その要因としてギャンブル依存症が大きな割合を占めているとしたら……。国家ぐるみで対策すべき深刻な事態であることを、私達はもっと認識すべきなのかもしれません。

■ ギャンブル依存症は特別な人だけの病ではありません！

　様々な二次被害を引き起こすギャンブル依存症。深刻なことはわかったけれど、ギャンブルが原因で自殺までいくなんて……やっぱり自分とは関係ないような、違う世界の出来事のように思えてならない方もいらっしゃるのではないでしょうか。

　こんなデータがあります。2014年、パチンコ・スロットに月1回以上行く人を対象にした大規模なインターネット調査が行われました。その結果、対象者500名のうち、98.8％は病的賭博者（ギャンブル依存症）、もしくは問題賭博者（ギャンブル依存症予備軍）であるというのです[12]（図5）。つまり、月に1回以上パチンコ・スロットに行く人のうち、自制しつつ趣味の範囲でパチスロを楽しめている人は、わずか1％しかいないということになりますね。もしあなたや、身近な誰かが月に1回以上パチンコやスロットに行っているとしたら、99％ではなく、残りの1％に入っていると自信をもって言えますか……。

　ギャンブルをする人と聞くと、「身なりに気を遣っている様子はなく、耳に赤鉛筆を差し、競馬新聞とお酒を片手に怒号を飛ばす」生粋のギャンブラーが典型的なイメージとして浮かんでくるのではないでしょうか。確かに競馬場や競輪場に足を運ぶと、いまだにそ

12）熊上　崇．パチンコ・スロット利用者における病的賭博者の特徴とソーシャルサポート—インターネット調査における分析—．精神神経学雑誌．2014; 116(6).

うした「昔ながら」のギャンブラーの方も多いのですが、実はギャンブルの相談でカウンセリングにいらっしゃる方はみなさん、思いの外「普通の」方なのです。スーツや清潔感のある服をきちんと着こなし、物腰も柔らかく、真面目な印象。先ほどのイメージとはかけ離れたものです。それもそのはず、真面目にコツコツと人生を歩んできた「普通の」サラリーマンや主婦が一瞬で依存症に陥ってしまう巧妙な罠が、私たちの生活領域には散りばめられているのです。「行きはよいよい。帰りはこわい」。ギャンブルにハマり込むプロセスはまさにこのフレーズ通りだと思います。入り口は、明るいCMと、まるで綺麗なエステサロンのような外観のパチンコ店。けれど行き着く先は、その隣に構える消費者金融なのです。

ギャンブル依存症の実態——ギャンブル依存症当事者

ここからは、ギャンブル依存症の実態について、具体的な数値を交え解説していきたいと思います。次にご紹介するのは、当院のカウンセリング利用者に関するデータです。

当院では第3章で紹介する「熊木メソッド」にもとづき、当事者とそのご家族(妻や母親)の並行面接を行っていますので、両者の実情をそれぞれ報告することにします。

図6のデータからわかる特徴をいくつかひろっていきましょう。

1. ハマりこむギャンブルはほとんどがパチンコとスロット

ギャンブル依存症でもっとも多いのは、パチンコとスロットであるといわれています[13]。当院の調査でも、パチンコ・スロットに関連する相談が9割以上と、先の知見同様の結果が得られました。パチンコやスロットと競馬・競艇の違いについて、私がお会いしたある当事者の方は「競馬はレースとレースの間に時間があって、それ

---

[13] 森山成彬. 病的賭博者100人の臨床的実態. 精神医学, 2008; 50(9): 895-904.

平均年齢…36.4歳（最年少21歳、最年長62歳）　性別…男性96%、女性4%

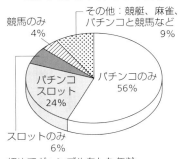

依存しているギャンブルの種類
- その他：競艇、麻雀、パチンコと競馬など 9%
- 競馬のみ 4%
- パチンコのみ 56%
- パチンコスロット 24%
- スロットのみ 6%

借金経験
- なし 7%
- あり 93%

初めてギャンブルをした年齢…
　平均20歳（最年少15歳、最年長39歳）
初めてギャンブルで借金をした年齢…
　26歳（最年少19歳、最年長51歳）
初めのギャンブルから借金までの期間…
　6年（最短0年、最長34年）
ギャンブル歴…平均16.4年

借金額…………平均431万円
（初回来院時）　（最大2,000万円）
借金回数………平均2.6回
　　　　　　　　（最大10回以上）

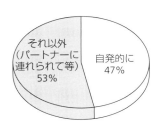

借金先
- 金融機関と家族・知人 2%
- その他：生活費の使い込みなど 7%
- 金融機関と消費者金融 5%
- 借金なし 7%
- 消費者金融と家族・知人 36%
- 消費者金融のみ 31%
- 家族・知人のみ 7%
- 金融機関のみ 5%

これまでにギャンブルに
つぎ込んだ総額…
　平均1,102万円（最大5,000万円）

来院経緯
- それ以外（パートナーに連れられて等） 53%
- 自発的に 47%

両親のギャンブル経験…
　あり41%、なし59%
合併症の有無…
　あり39%、なし61%
合併症の内容：うつ、躁うつ、統合失調症、
　失踪・家出、犯罪、自殺企図、暴力、
　性格変様がそれぞれ複数件

図6　当事者のデータ

が引き際になる。一方、パチンコは、自分の意志でやめないと閉店まで続けられてしまう」とおっしゃっていました。なるほど、競馬や競艇はレースごとに予想をしたり、展開を読むことで頭を使うのに対し、パチンコはほとんど頭を使う必要がないので、カーッとなったら自分を振り返るチャンスがないということでしょうか。当事者だからこそわかる感覚だと思ったことを覚えています。

2. ギャンブル開始から借金までの期間、最短0年　最長34年

　ギャンブル開始から借金をするまでの期間は、いわば趣味の範囲でギャンブルを楽しめていた期間です。今回の調査では、最短の0年から、最長で34年と個人差が大きいことがわかりました。ギャンブルを始めたその年に借金に手をだしたケースは、ギャンブル依存がいかに急激に進行するものであるかを物語っています。一方で、初めてギャンブルをしてから長い期間を置いた後に、突如依存症に陥るケースも見受けられます。30年以上も趣味の範囲で楽しむことができており、飼いならしていたと思ったギャンブルが、何かの拍子に突然牙を剥くこともあるわけです。

3. 二大借金先は消費者金融と家族・知人

　借金先についても、興味深いデータが得られました。借金をするギャンブル依存症者はほとんどが消費者金融か家族・知人、あるいはその両方を利用していたのです。どちらも「社会的信用が乏しくても大金が借りられる」ところは共通していますが、消費者金融は法外な利息を請求されることもしばしばです。知人・家族は対照的に、ほとんどの場合利息は請求されません。家族の温情で借金がなかったことになっているケースも多々耳にします。高額な利息のせいでどんどん借金がかさんでいく焦りも、家族の情が仇となり「喉元すぎれば熱さ忘れる」体験も、ギャンブル依存症を助長させる要因だと考えられます。

4. 両親の影響

　当院利用者の親のギャンブル経験について調べたところ、約半数のケースで、親のギャンブル経験が認められました。当然といえば当然のことですが、両親がギャンブルをする家庭で育った子どもは、ギャンブルに対する抵抗感が薄いため、若いうちからギャンブルに手を出しやすいと考えられます。ギャンブル依存症者は、20歳前後（大学在学中）にギャンブルを開始する場合が多い[13]ことからも、ギャンブル依存症を未然に防止するためには、親がギャンブルをやっている姿を子どもに見せないということが重要です。

5. 自発的な来院は半分以下

　パートナーとの来談を推奨している当院では、当事者の方がご家族の方に連れられて来談するケースが半数以上を占めています。ギャンブル依存症は本人の自覚がないことが少なくありません。そのため、周囲の促しが来談のきっかけになる場合が多いのです。「本人にやる気がないのにカウンセリングが成立するの？」と疑問を抱かれる方も多いことと思います。確かに、カウンセリングは、本来自発的な来談が基本ですが、ギャンブル依存症の相談に関してはこの限りではありません。自発的な来談がなかなか期待できないギャンブル依存症においては、きっかけはどうあれ、まずは専門家につながることが大切だと私たちは考えます。

6. 合併症の深刻さ

　深刻なのは合併症です。当院利用者にも約3割に何らかの合併症が認められました。内容は、うつや躁うつ、統合失調症といった精神疾患が多く、命の危険につながる失踪や自殺企図も頻繁に確認されました。

ギャンブル依存症の実態——当事者の家族（図7）

　続いて、ご本人と一緒に来談されているご家族のデータをご紹介

します。

　ご家族への調査結果からわかった特徴は、以下のとおりです。

1. 偶然発覚する借金

　専門機関を受診するきっかけとして、ほとんどのケースに共通して「借金発覚」という出来事があったことが語られます。けれども、その発覚経緯は、偶然によるものが約9割にのぼることがわかりました。たとえば、「部屋を掃除していると、偶然、消費者金融から夫宛の封筒が落ちているのを見つけた。不審に思って開いてみたところ借金が発覚した」だとか、「すでにもうギャンブルはしないと約束をしていたのに、ゴミを捨てようとしたところ、レシートと一緒に馬券が捨てられているのをたまたま見つけてしまった」など、本当に偶然が重なって発覚したというエピソードばかりです。その出来事がなかったら、今でも本人は借金を隠してギャンブルに興じていたのでしょう。

2. 立て替え経験の多さ

　「ギャンブル依存症者の借金を家族が立て替えるのは本人にとってよくない」というのは、ギャンブル臨床に携わる者であれば、誰もが知っている常識です。しかし、当事者家族はそうではありません。いくら、自業自得だと頭ではわかっていても、夫や息子に泣きつかれたら、今回だけだと釘をさして立て替えざるを得ないというのが、家族の心情というものではないでしょうか。そのような結果が今回の調査からも得られました。ただし、その立て替え回数は平均で2回以上、額も250万円以上と高額です。ギャンブルの借金は、一度家族が情を見せて立て替えようものなら、本人の危機感や当事者意識は薄れ、繰り返しやすくなってしまうのも事実なのです。

3. 効力をもたない家族内での誓約

　ここでいう誓約経験とは、「次にギャンブルをやったら離婚（勘

平均年齢…42.8歳（最年少24歳、最年長70歳）　性別…男性12%、女性88%
当事者本人との続柄…①妻（62%）、②母親（22%）、③女性の交際相手（6%）、
④夫（4%）、⑤父親（2%）、⑥兄弟（2%）、⑦その他（2%）

借金発覚経緯

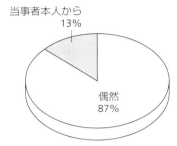

誓約回数

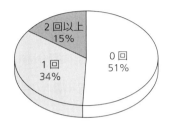

立て替えの経験の有無

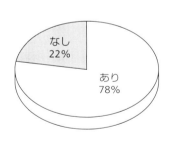

相談相手

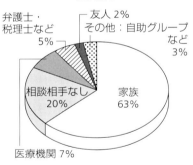

借金立て替え回数…
　平均2.3回（最大10回以上）
立て替え総額…
　平均255万円（最大1,000万円）

合併症の有無…あり10%、なし90%
合併症の内容…
　うつ、不眠、性格変様がそれぞれ複数件

図7　パートナーのデータ

当)」というような誓いを立てることを指します。結果は、約半数のケースで、相談に至るまでに、家族内で誓約を立てた経験があったことがわかりました。けれども、実際のところ本人は再びギャンブルをし、それでも家族は離婚や勘当をせず、カウンセリングに付き添っているのですから、こうした誓約がほとんど意味をもたなかったことがわかります。その背景としてはやはり、借金立て替えにもつながる「家族の情」が存在します。熊木は、そこに特別な情をもたない第三者（カウンセラー）が入ることで、誓約の意味合いに変化が生じることを主張しています。第三者の前で交わされる誓約には、治療的な作用があると考えられるためです（詳しくは、【第3章「熊木メソッド」とは何か】［P.69～］参照）。

4. 相談相手のいない家族

いまだにギャンブル依存症は自己責任、あるいは家族の連帯責任という風潮が強い中、家族は家の外に相談相手がいないのが実状です。カウンセリングを受けるようになる以前に、友人や専門家といった家族外の者に相談できていたのは、全体のわずか14％でした。中には家族にも相談できず、問題を1人で抱え込んでいるケースも2割ほど見受けられます。孤独なギャンブル依存症家族は、解決策が見つからないまま、信じては裏切られる体験を繰り返すことで疲弊し、心身に異常をきたすことも少なくありません。そうなる前に、どうか一度専門家に相談することをお勧めします。どうにもならないと思っていた問題も、誰かと一緒なら、思いがけず解決の糸口が見つかるかもしれません。

否認の病

これまで、ギャンブル依存症がいかに深刻なものであるかをお話してきました。しかしながら、これほど深刻で、統計上では身近であるはずのギャンブル依存症に対する関心は、当事者を含め、社会

的に薄いのが現状です。どうしてそのようなことが起こるのでしょうか？

そのわけは、ギャンブル依存症の特性に関係しています。「自分が病気である」という認識を専門用語で「病識」といいますが、ギャンブル依存症に関しては、この病識の欠如が特徴として顕著なのです。つまり、明らかに依存状態にあるのに、「自分は趣味の範囲で楽しんでいる」という思い込みから、自分の危険性に気づかないケースが非常に多いのです。

興味深いことに、ギャンブル依存症者に「ギャンブルをやめようと思っても不可能だと感じたことがありますか？」という質問をすると、52％が「いいえ」と答えるというデータがあります[14]。つまり、依存状態にありながら、いまだに自分は欲求をコントロールできると考えているのですね。依存症の克服は、「自分が依存状態にあり、ギャンブルをしたいという欲求をひとりでコントロールすることはできない」と認めることがスタートラインです。ですが、実際は現実を直視できず、自分が危機的な状況にあることを否認する人が多いことから、依存症は総じて「否認の病」ともよばれています[15]。そのため、「自分はパチンコ依存症かもしれない」と思い、自発的、あるいは家族の勧めで病院や相談機関にかかるケースは、すでに重症化している場合が多いのです。

助けを求めない人々

ここで注目したいのが、ギャンブル依存症者の被サポート率の低さです。先ほどのインターネット調査によると、問題賭博者、すな

---

14) 熊上 崇：パチンコ・スロット利用者における病的賭博者の特徴とソーシャルサポート―インターネット調査における分析―．精神神経学雑誌．2014；116(6)：475-486．
15) 松本俊彦：薬物依存とアディクション精神医学．東京；金剛出版，2012．

わちギャンブル依存症者のうち、依存の自覚がある人は39％、何らかのサポートが必要だと思っている人は20％という結果が得られました。さらに、依存の自覚がある人のうちで、実際にサポートを受けているのはわずか7％と大変少ないことがわかります（図5）。

別の見方をすれば、依存症かもしれないという不安感に駆られ、サポートの必要性を感じているにもかかわらず、実際にサポートを受けるという行動を起こせないでいる人が全体の4割もいるというのは、由々しき事態です。同時に、このような「助けを求めない人々」あるいは「助けを求められない人々」の存在は、ひとつの救いでもあります。このような人たちは、適切なサポートを受けられさえすれば、ギャンブル依存症と決別できるかもしれません。彼らがサポートを受けやすい社会をつくることもまた、私たち専門家に課せられた大きな社会的使命であると思わずにはいられないのです。

ギャンブル依存症者が、サポートを求めにくい背景について、箒木は、「ギャンブルにはまるのは、本人が悪い。当人の自己責任でしかない――。こうした固定観念が広く世間に行きわたっています。ギャンブルの被害が、人々の耳目に触れにくいのは、また当事者たちが声を大にして告白しない背景には、そんな諦めじみた考えがあるからでしょう」と、彼らの複雑な心境を考察しています。それに続く箒木の問いは、当事者や専門家だけでなく、カジノ法案が可決しようとされている日本に住む、全ての人々に投げかけられているような気がしてなりません。

「しかし、そもそもギャンブルの被害は、すべてが自己責任で片付けられるのでしょうか」

(W)

2 ギャンブルにハマり込むメカニズム、「嗜癖」とは何か

嗜癖とは何か

　ギャンブル依存症は嗜癖（アディクション：addiction）、なかでも行動嗜癖の一種です。では、嗜癖とは何か。ここではまずその全体像を見極め、精神病理学的・力動学的な考察を行います。

　嗜癖には大きく分けて、3種のものがあるとされます。

A. 物質嗜癖（アルコール・ニコチン・シンナー・薬物・砂糖・コーヒー・カカオなど）
B. 行動嗜癖（あるいは過程嗜癖）（ギャンブル・インターネット・スマートフォン・ゲーム・窃盗・放火・暴力・自傷・買い物・摂食［過食嘔吐］・仕事など）
C. 関係嗜癖（共依存・セックス・恋愛）

　ではそもそも嗜癖とは何か。各所でいろいろな定義付けがなされていますが、私は患者さんに対して「快感の伴う癖・執着」と説明し、納得を得ています。ここであげられている嗜癖対象は、いずれも「人間のドライブ（欲動）を軽減し得るもの」であり、「快感が引き起こされ得るもの」です。また、なぜ他ならぬ"そのもの"が嗜癖対象として選び取られたかは「個々人の生活史に深く結びついたもの」だからだといえます。

　同じ"癖・こだわり"でも、嗜癖が強迫と異なるところは、"快感が伴う"かどうか、ということになります。すなわち、嗜癖は「何らかの快感を追求するために、ハマり込んでいく志向」であるのに対し、強迫は「何らかの不快さを退けるため、そうせざるを得ない心理的束縛」と説明できます。いずれにせよ、自己制御が容易でないところが問題となります。

嗜癖が強固な基盤を得るまでに、いずれの嗜癖にも共通するプロセスがあります。そのプロセスをピックアップし、その精神病理的背景を描き出すことにしましょう（すべてをギャンブルに置き換えてみると、ギャンブル依存症のイメージが浮かび上がってきます）。

嗜癖が強固な基盤を得るプロセス

1. 基盤となる性格傾向

　大きく分けて2つのタイプがあります。一方が顕著な人もいますが、双方を併せもつ人もいます。

a）回避性人格

　根底に対人恐怖があり、何においても自信がもてず、腰が引けがち。時として直面させられている大切な事柄から逃避し、持続的に取り組めず投げ出す、意志薄弱なところがある。また、対人依存的な側面もある。

b）自己愛性人格

　いわゆるナルシスト。自分中心に地球が回っているかのように振る舞い、常に自己顕示的。情緒のコントロールもままならず、対人関係においても未熟なところがある。a）とは一見真逆のタイプ。

　両者は、自尊感情の多寡において対極を成しているようにみえますが、その一方、表裏一体であるともいえます。すなわち、安定的な自尊感情の保持がままならないという意味においては、それほど変わりがありません。すなわち、ギャンブルで勝っている時は誇大な自己が現れb）のようにみなせる、逆に負けている時は卑小な自己が現れa）のようになる、ということです。

2. 日常生活でフラストレーションや不安・緊張を抱えていたり、職業生活において自尊感情が低落した状態にあって空虚感や軽いうつ状態を抱くようになるため、熱中できる何かを求めるようになる[2]

　具体的には、不安・緊張状況または空虚感の解消を期待して、あ

る物質・事柄を渇望する。あるいは実際に最も強く欲するものが得られぬため、その代償としてその欲動を一時的に軽減させる別の行動を取る。しかし、実際の欲求・愛着対象がすり替えられた場合、その代償的な欲求充足行動によって、欲求がいや増すというパラドックスが成立します。これを「欲求充足パラドックス」とよびます。サンドール・ラドによると、嗜癖とは「行為とその結果がもたらす"自体愛"的（母親の乳房から吸乳を果たせなくなった乳児が、代償的に行う指しゃぶりは、この自体愛的行為の典型である）な陶酔に身を浸すこと」だという[1]。

（※ギャンブルにおける例：日常生活のストレス発散のため、ギャンブルに手を出す）

3.「またあの特別な気分を味わいたい」と、充足された時の悦楽を追い求め続けるようになる

　これがいわゆる「精神依存」です。それには、以下のようなメカニズムが働いています。人間はある行為により必ず報酬を得られるとなれば、その状況に飽きてしまう。しかし、報酬獲得が断続的にもたらされるならば、スリルが増すためか、その行為への執着は高まる。この現象を「部分強化」といいます。ほとんどの場合負けが込むギャンブルであっても、ギャンブル依存症者がなかなか手を引けないのは、たまに訪れる"勝ち体験"が脳裏をかすめ、「いつか絶対に大勝ちして、これまでの負けを全部チャラにできるはず」という信念が揺るぎなきものとなることによるのです[2]。

（※ギャンブルにおける例：「今は負けが混んでいても、きっと必ず、以前あったような大当たりが来るはず」と信じて、ギャンブルに打ち込む）

4.「もっと強い刺激が欲しい」と感じるようになる

　1程度で満足できていたのに、その刺激に慣れてしまい、さらに2・3・4……と強い刺激がなくては満足できなくなってしまう。こ

のような"慣れ"のことを「耐性」といいます。物質でいうなら、摂取量が増加する。行動でいうなら、より頻繁に繰り返されるようになります。そのような現象を、「耐性が高まる（強まる）」と表現します。

（※脳科学的背景：いかなる嗜癖においても、渇望状況への反復的な曝露が、中脳辺縁系の活性化と前頭前野の不活化を招くといわれており、それらはいずれも衝動制御能低下に結びつく[6]）

（※ギャンブルにおける例：ギャンブルの頻度が増える。賭け金が増加する。リスクの高い賭け方をする）

5. 激しく求めた物質の摂取や行動が、止めようにも止められなくなる[3]

　これは「離脱症状（禁断症状）」（摂取や行動が途切れた際に起こる様々な症状。発汗・手の震え・不眠・幻視など）を示しており、またこれに伴い、情緒不安定・集中力低下もみられます。ここまでくるともう、「身体依存」の状態です。さらに、どうにも止められぬこの状況にストレスを感じて、かえってギャンブルへののめり込みが促進される「負のスパイラル」がみられることもあります。こうなれば、まるで蟻地獄に落ちていくようなものです[4]。

（※ギャンブルにおける例：ギャンブル断ちにおいてもやはり、発汗・手の震えなどの身体症状が出現し得る）

6. 嗜癖対象にどっぷりハマり込み、抜け出す努力も放擲し、居直る

　渇望する物質の摂取や行動以外に対し、いかなる関心ももてなくなります。嗜癖対象に没頭しているときは、周りのいかなる事柄にも目をくれず、行き着くところまで行ってしまいます。それがどれだけ有害な事態を招来しているとしても、そういった問題を過小評価し、見て見ぬふりさえします。これがいわゆる「否認」です[5]。こうなると他に趣味をもつなど、余裕ある生活は全くできなくなります。

(※脳科学的背景: 嗜癖においては、報酬系回路が慢性持続的に活性化され続けると"慣れ"が生じ、それがやがて"鈍化"を生む。つまり、快感が得られにくくなるということである。この状態は「報酬回路不全症候群」とよばれる[6])

(※ギャンブルにおける例: ギャンブル依存症は、別名「否認の病」といわれる)

7. 当事者の周囲の者が"下支え"してしまい、当事者が引き起こした問題をかえってこじらせてしまう。

これを「イネイブリング」といいます。これは当事者が引き起こした問題を覆い隠すことにつながり、結果直面化せずに済んでしまうため、肝心な反省を引き出す妨げになります。このイネイブリングを止められない人は、当事者と「共依存関係」にある可能性があります。すなわち互いが「あなたなしでは生きていけない」という状況を作り、もたれあっている状況です。こうなると、状況改善はなかなか容易なものではなくなります[2,5]。

(※ギャンブルにおける例: 当事者の妻・彼女が、当事者に代わって借金を返してあげる。当事者は、その彼女を全面的に当てにするようになり、彼女は彼女でその状況が「満更でもない」と感じ始めている)

嗜癖からの回復を妨げる問題

このようにかなり深刻な状況を引き起こす嗜癖ですが、嗜癖からの回復を妨げる問題が他にも存在します。

1. 一生残る嗜癖再発の"火種"

一度燃え盛り、猖獗(しょうけつ)を極めた嗜癖については、仮に鎮火し、ほとんど問題が消え去ったようにみえても、実は奥底で"火種"がずっと消え残っており、ちょっとした嗜癖対象への回帰により、簡単に燃え上がり、元に戻ってしまうというリスクが存在し続けます。ゆ

えに油断なりません。

2. 多重嗜癖問題

　嗜癖を引き起こしやすいパーソナリティにおいては、複数の嗜癖が併存しやすくなります。その場合、何か一つの嗜癖を消し去ることに成功しても、すぐさま別の嗜癖が立ち上がってくるということがあり、いたちごっこになってしまいます。ただ、後述するように、現在ある有害な嗜癖を「より無害な嗜癖」に置き換える操作を試みることで、この習性を逆手に取ることも可能です。

　本章では、嗜癖（ギャンブル依存症）の深刻さばかり際立たせました。それは、まず嗜癖の特徴を知らなくては、対処や治療もかなわないからで、これをみて、ただ暗うつになることはありません。

　では嗜癖（ギャンブル依存症）の治療として、どのようなことができるのか。後の章では、それを探っていきましょう。

＜参考文献＞
1) 斎藤　学．生きるのが怖い少女たち：過食・拒食の病理をさぐる．東京：光文社，1993．
2) 田辺　等．ギャンブル依存症．東京，日本放送出版協会：東京，2002．
3) 帚木蓬生．ギャンブル依存とたたかう．東京：新潮社，2004．
4) 丹野ゆき．どうしても、ギャンブルをやめられなくなったら読む本．東京：すばる舎，2010．
5) 伊波真理雄（編著）．病的ギャンブラー救出マニュアル．京都：PHP研究所，2007．
6) 谷渕由布子，松本俊彦．行動嗜癖（ウェブサイト）．
   http://bsd.neuroinf.jp/wiki/%E8%A1%8C%E5%8B%95%E5%97%9C%E7%99%96

（熊木徹夫）

3 今、男性ナルシシズムが死にかけている 〜現代ギャンブル依存症考〜

■ 現代においてギャンブルに「ハマる動機」とは？

　前節では、ギャンブル依存症に限らず、嗜癖全般の問題を考察してきました。本節では続いて、現代日本のギャンブル依存症に特異的な文化的背景についても取り上げてみたいと思います。

　昨今のギャンブル依存症と、昔からよくある男性のアルコール依存症・タバコ依存症（ニコチン依存症）は、同質の依存症といえるのか。またそれらの依存症は、当事者に何らかの意図が働いたものではなく、"たまたまそこにあったもの"にハマっただけなのか。ここでは、これまで様々な依存症の議論において中心的課題とはならなかった「ハマる動機」に言及してみることにしましょう。

■ 日本では、圧倒的に男性ギャンブル依存症者が多い理由は？

　2014年8月20日に発表された厚生労働省による研究調査結果によると、日本の成人男性の8.7％、同じく女性の1.8％、全体平均で4.8％がギャンブル依存症の疑い濃厚ということです。すなわち、この年の成人人口（国勢調査推計）から計算すれば、男性は438万人、女性は98万人、合わせてなんと536万人がギャンブル依存症ということになります。

　これはこれで驚くべき数字ですが、日本においては、男性：女性＝およそ5：1であること、このこともとても重要です。なぜか、男性の方が女性よりずっとギャンブル依存症に陥りやすいのです。

　これは一体どういうことを示しているのでしょうか。

■■ "しょうがない男"と"それを大目に見る女"

　ここから後は、私の推理です（また本論は、それぞれの言動・文化的背景の善悪良否を云々するものではないということも、先に申し上げておきます）。

　戦後まもなく、悪党（悪漢）とでもいうべき男性の一群がおりました。彼らの"遊び"は、俗に「飲む（飲酒）・打つ（博打）・買う（女性）」といわれるものです。これらをあえて依存症として捉えるなら、「アルコール依存・ギャンブル依存・恋愛（SEX）依存」ということになります（ちなみに、当時のギャンブルの主流は、パチンコなどではなく、競馬・競輪といった公営ギャンブルでした）。

　ただしこれはすべての男性に共通のものであった訳ではありません。"退廃的"なものに美を感じる男性が、"かっこつけて"やっていたものです。すなわち、こういった偽悪的な振る舞いをすることによって、男性ナルシシズムがある意味積極的に表現されていたのです。

　また、実際にこのような生き方をせずとも、そういったものにロマンを感じる男性・そのような退廃的な男性に憧れる女性が少なからず居たことにも、触れておく必要があります。

　"しょうがない男"と"それを大目に見る女"が、互いを認め、依存し合うことに、「夫婦（めおと）・男女の理想」が描かれていたというのは言いすぎでしょうか。

　その時代、男性は"糸の切れた凧"のようにふわふわどこに飛んで行くかわからない不確定なものと認識され、女性は男性の我儘にただ耐え待ち続ける存在と認識されていたようです（その時代の演歌・歌謡曲に、そのようなモチーフのものが数多くあります）。

「恥」という行為規範──揺るぎなき父性の存在

"男性の我慢"といいましたが、その時代における男性の行動規範は確かに存在していて、男性はそこから完全に自由であったとはいえません。昔の男性の行動規範、それは「恥にならぬように生きること」です。

では「恥」とは何か。それは「自分の名誉・面目などを汚すことをはばかる」こと（広辞苑）です。そして「恥」をかかぬための忍耐（適応行動）が「やせ我慢」です。「武士は食わねど高楊枝」とは、このことを指します。

では当時の男性の感じる「恥」とは、具体的にどういうものか。諸説あるでしょうが、私は「父性的な（パターナルな）振る舞いをしないこと」だと考えます。父性とは、「組織・家族の長として、掟を立て、秩序維持に努めること。"群れ"の危機においては、身体を張って守ること」です。実際には、かなりだらしなく、不道徳で身勝手な男性もいたと思われますが、そういう人物でも自らの内なる父性の存在を信じていたのではないでしょうか（専制君主のような頑固親父とは、そのような存在の典型でしょう）。そして、そこに揺るぎない男性のナルシシズムというものがあったと考えられます。

現代日本の男性原理不在

対して、現代の男性はどうでしょうか。

現代日本は平和国家です。1945年の終戦以降、戦争は行われておらず、戦争の記憶のない世代がほとんどです。そうした"戦闘不在"の社会においては、"守る性"である女性が生来的に志向する事柄が主流になります（もちろん、この話は平和国家を否定するものではありません。歴史の必然なのか、あるいは偶然なのか、私達

はこのような長期間の平和を享受できる社会に生まれることができたその幸運を寿ぐべきでしょう)。そうなれば"戦う性"である男性の存在意義が怪しくなってきます。以下に、いくつかそのような例をあげてみましょう。

1. 最近よくもてはやされる「イクメン(育児を楽しむ男性。育児を積極的に行う男性)」について

育児を重んじる男性がいることは決して悪いことではありませんが、ただこれは女性原理を軸にした評価であることについては、認識しておく必要があります。女性にとってみれば「私の替わりを快く引き受けてくれる"使える人物"」ということで、「イクメン」はすなわち「2番めの母親」なのです。これは、従来の父性を肯定するものではなく、むしろ婉曲的に否定するものともいえます。

2.「草食系男子」について

「草食系男子」とは、「心が優しく、男らしさに縛られておらず、恋愛にガツガツせず、傷ついたり傷つけたりすることが苦手な男子のこと」(ウィキペディアより。森岡正博の定義)をいいます。元来、攻撃的・果敢な性であるとされてきた男性が柔和になったことで、"近頃の若い男子には性欲がなくなってきたのではないか"と危惧する声も聞かれます。しかし、実際はどうか。おそらくは、男性の性欲が消失してきたのではなく、恋愛・性の対象である女性に嫌われることを何より恐れ、女性に対し過剰に配慮するあまり、フリーズしてしまって、積極的に恋愛を展開する勇気がもてないか、気力が萎えてしまったというのがより実態に近いのではないでしょうか。すなわち、男性が"狩人"として振る舞うことに対し、多くの女性が嫌悪感・忌避感を示すようになったことが、「草食系男子」増殖の一番の原因でしょう。ここでも、女性原理が中心となって、展開してきているのがみてとれます。

3. またカップルが訪れる定番スポットであるディズニーランドはどうか

　ここで、熱狂する女性は数多くいます。それもそのはず、ここは母性原理（や女性的価値観）が横溢する場所なのです（男性キャラクターもいるにはいますが、女性から見て理想的な男性像といえましょう）。女性にとっての"夢の王国"であるため、そのような女性に気に入られるために男性がおつきあいで同行しているケースが多い印象です。

　今の男性は、否が応でも、女性原理に適応するように生きる（すなわち、女性に気に入られるように生きる）ことを余儀なくされています。裏を返せば、そこに男性原理というものが見当たらないのです。

今、男性ナルシシズムが死にかけている

　このような社会において、適応できなくなった男性はどうなるのでしょう。ここでいう"適応できない"とは、「恥という内的規範を失ってしまった結果、男性ナルシシズムがどこに向いてよいかわからず、暴発してきている」さまを指します。

　私は、一定数の男性は、ギャンブル依存症（とりわけパチンコ・パチスロ依存症）・インターネット依存症・ゲーム依存症になるのではないかと考えています。それは、恥も外聞もない"なし崩し"の状態。無力感にとらわれ、「こんなことにでもハマらなければ、やっていけない！」といったような自暴自棄・消極的反逆の表現なのではないでしょうか。

　その一方で、女性に理不尽な暴力を振るう"DV男"の存在もあります。DV（ドメスティックバイオレンス：家庭内暴力）は一見、男らしい振る舞いのようだが、完全にはき違えてしまった言動です。昔男性が、自分の感情にまかせて女性を殴ることなど、恥の極

みでした（殴る男性はいたと思いますが、それは父性を体現するための意識的行動であったと考えられます）。すなわちこれも、恥という内的規範が崩壊した状態の一亜系といえるでしょう（女性原理へのレジスタンス、という見方も全くできないわけではありませんが、おそらくほとんどにおいて当てはまらないでしょう。それに、このような表現は到底容認され得るものではありません）。

　話を、ギャンブル依存症男性に戻しましょう。男性としての矜恃が保てなくなったことにより、ギャンブルに逃避してきた男性たちを、元の社会生活に戻すことは困難を極めます。そもそも、男性としての矜恃が保てるような時空間が、どんどん消えていっているからです。

　行き場を失った男性ナルシシズムを、今後どこに差し向けるか。これはひとりギャンブル依存症者の課題ではなく、治療者・家族・社会全体に突きつけられたとてつもなく大きな課題なのです。

　もっとラジカルにいうなら、「今、男性ナルシシズムが死にかけている」。これは、常日頃ギャンブル依存症臨床に携わる私が、多くの男性ギャンブラーと会うなかで、垣間見る現実です。そして、これは"私の診察室だけの特殊事情ではないのではないか"という疑念が、どうしても拭えないのです。

〔熊木徹夫〕

第2章

治療の実際

1 ギャンブル依存症治療概観

ギャンブル依存症に対する治療的アプローチにはさまざまなものがあります。本書では、その中でも主要な下記の6つのアプローチについてご紹介します。また、本章の最後には、これからご紹介する治療的アプローチが受けられる主要機関の問い合わせ先をまとめてご紹介していますので、目的に併せてご活用ください。

・自助グループ
・公的機関の取り組み
・精神療法（カウンセリング）
・薬物療法（外来治療）
・入院治療
・セルフケア

これらは時に組み合わせて用いられることもありますが、本章では各方法の概要、対象者、メリットやデメリットなどについて個別に取り上げてみたいと思います。なお、「自助グループ」〜「入院治療」は専門家の介入度の低い順となっており、最後に番外編としてセルフケアに役立つ心理学の技法をご紹介しています。

自助グループ

【組織】

　ある障害をもつ者同士が互いに励まし合いながら、その障害を様々な形で克服していくための集団を自助グループとよびます[1]。ギャンブル依存症の自助グループには、当事者の会である"ギャンブラーズ・アノニマス（GA）"があり、日本だけでなく、世界中の拠点で活動しています。GAは、メンバーになるための唯一の条件として「ギャンブルをやめたいという願い」をあげ、目的を「ギャンブルをやめることであり、ほかの強迫的ギャンブラーもギャンブルをやめることを手助けすること」と定めています[2]。また、アノニマスとは「匿名性」という意味で、GAもメンバーの無名性を尊重するという特徴があります。したがって、メンバーは名前や住所といった個人情報を開示することなく会に参加し、ニックネームで呼び合います。同様に、他のメンバーの素性についても詮索しないというのがルールです。

　また、ギャンブル依存症者の家族・友人のための自助グループに"ギャマノン"があります。ギャマノンは、メンバーになるために必要なものとして「強迫的ギャンブラーに悩まされている自分自身に幸せが欲しいという願い」をあげています[3]。

【活動・対応】

　GAとギャマノンの主たる活動はミーティングです。参加者は、「自分（家族や友人）とギャンブルがいつもどのようであったか、何が起こったか、今どのようであるか」ということについて、自身の体験を語ります。ミーティングの場には「誰かが、何をどのように話そうとも、それはあくまでもその個人の考えであり、感じ方とし、受け入れられ認められる」という風土があるので、参加者が安

心して自身の体験を語ることができるのです。当事者だけが参加できるクローズド・ミーティング、当事者以外でも参加できるオープン・ミーティング、毎回「怒り」や「自責」などのテーマを決めて行うテーマミーティング、回復のための12のステップを元にしたステップ・ミーティングなど、多様なミーティングが全国各地で定期的に開催されています。

【メリット】

自助グループの集まりでは、当事者同士ならではの──専門家によるセッションとはまた質の違う──共感や状況理解を前提にミーティングが行われます。「わかってもらえる」という安心感から、参加者は心を開きやすく、早い段階から深い語りが生まれやすいと考えられます。同時に、似たような境遇のメンバーと出会うことで、「ギャンブルで悩んでいるのは、自分ひとりじゃないんだ」と、孤独感が払拭されます。ギャンブルの背景には、何かしらの孤独感があるケースが非常に多いので、ともに克服を目指す、いい関係の"仲間"ができるのは、GAの大きな利点です。

また、古参のメンバーの語りを聞く事で、ギャンブル依存症を克服した自分や家族をイメージすることができます。先ゆく仲間の存在は、苦しい克服の過程で大きな励みになることでしょう。

また、GAやギャマノンは、会費等の費用がかからず無料で参加することができます。どうしてもお金の問題がついてまわるギャンブル依存症……。「治療費の捻出も一苦労」という声が多いなか、このような組織があることは大変心強いですね。

【活用のコツ】

ふつう、精神科で行う集団精神療法は、似通った病態水準(精神的な健康度の度合い)の人で一つのグループをつくり、適した療法

を施します。同じグループに様々な病態水準の人がいると、より病態が進んだ人が混乱しやすくなったり、より軽度な人にとっては物足りないプログラムになったりと、不都合が生じる危険性があるからです。

一方で、自助グループは開かれた集団であるため、ギャンブル依存の程度が非常に重い人もいれば、まだ依存と趣味のボーダーラインの人もいることが予想されます。すると、比較的軽度な依存症者が、ミーティングの中で、より重症度の高いメンバーの悲惨な体験を聞くことで、自分のことのように落ち込んだり、傷ついてしまうということがあってもおかしくありません。

こうした、他者の過酷な体験を聴くことによる聞き手の傷つき体験は、二次受傷とよばれます。二次受傷は自助グループに限らず、私たち医療従事者や、日々悲惨な事件や事故を目の当たりにする警察官や消防士、ジャーナリスト、被災地のボランティアの方などにもみられる現象です。参加者の語りに共感的に耳を傾け、自分の行いを鑑みることはとても大切です。同時に、自分の体験と相手の体験を混同したり、必要以上に相手の問題に踏み込み過ぎないことが自助グループを有効に活用するコツではないでしょうか。

公的機関の取り組み

【組織】

ギャンブル依存症者へのサポートは、国や各市町村といった公的機関が提供しているものもあります。ギャンブル依存症支援の体制づくりなどの大規模なプロジェクトは厚生労働省が、個人に対する相談対応は主に各自治体の福祉保健局が担っています。

【活動・対応】

市民に対するサービスとして、各自治体に配置された専門家が

ギャンブル依存症当事者および家族からの相談に応じています。福祉保健局の相談窓口は、「ギャンブルの問題についての正しい知識を身につける」「対応方法や回復方法を学ぶ」といったことを目的に開設されており、心理教育的な色合いが強いようです。

一方、国の取り組みのひとつに、厚生労働省による「依存症治療拠点機関設置運営事業」があります。これは、依存症治療の専門拠点を国が指定することにより、より体系化された支援ネットワークの構築と、知見の集積や評価・検討を目指すものです。厚生労働省に指定された『全国拠点機関』（久里浜医療センター）と、『依存症治療拠点機関』（神奈川県立医療センター、各務原病院、大阪府立精神保健医療センター、岡山県立精神科医療センター、肥前精神医療センター）が中心となって、依存症の治療・回復プログラムや、プロローグでも触れた、支援ガイドラインの開発や支援体制モデルの確立が進められる予定です。

治療ガイドラインや支援体制モデルの確立によって、治療成果が目に見えて現れにくく、その疾病の特性から専門家の間でも敬遠されがちだった、ギャンブル依存症治療もいくぶん手が出しやすくなるのではないでしょうか。何より、カジノ法案が可決されようとしている今、カジノ法案の議論と並行して、国家ぐるみで、ギャンブル依存症の対策やサポート体制を構築していく必要があります。そこには実利的なものだけではない、大きな意味があるのではないでしょうか。

【メリット】

公的機関のサポートで、何より助かるのは、費用を抑えて専門家とつながることができるという点でしょう。後述する精神療法や薬物療法、入院治療では、ギャンブル依存に特化した専門的な支援を受けることができますが、自費診療がほとんどです。そのため、個

人にかかる経済的な負担はどうしても大きくなってしまいます。その点、公的機関の提供しているサポートであれば、基本的には無料で専門家に相談することができます。たとえ1回の相談でも、ご家族にとっては疲弊しきった日々の中で忘れかけていた安心感を取り戻す体験となります。そのような体験が、次の行動につながる原動力になるのです。

【活用のコツ】

　公的機関は、市民が専門家につながる窓口の役割を担っています。より多くの人に支援のきっかけを提供することが第一の目的となるので、費用をかけずに相談できる反面、ひとりの相談者にかける時間はどうしても限られてしまうというのが実情です。

　私が以前携わっていた公的機関の支援活動でも（対象はギャンブル依存症者ではありませんでしたが）、支援を求めてやってくる人に、一度きり、あるいはわずか数回しかお会いすることができませんでした。それは、従来のカウンセリングとはまた違った支援体制でした。

　そこで大切にしていたのは、「支援の貯金」という考えです。"私"（支援者）が支援を必要としている人に会えるのは1度きりでも、誰かに悩みを聞いてもらい、励ましてもらえた経験というのは、その人の中にぽつりぽつりと蓄積され、やがては困難な問題に立ち向かう力となるというものです。「支援の貯金」は、支援者支援に端を発した考え方ですが、当事者やご家族の方にとっても心の支えとなる言葉なのではないかと思います。サポートを受けた経験というのは、その時は1回きりで小さく感じても、積み重ねれば、決して小さなものではないからです。

精神療法（カウンセリング）

【組織】

　精神療法（カウンセリング）は、主に医療機関や、私設のカウンセリングルーム、大学内の心理相談室などで行われています。

【活動・対応】

　1回のカウンセリングの時間は45〜60分程度が一般的です。通常、週に1回、あるいは隔週で定期的に通っていくものです。ただし、場合によっては3週間に1回や、月に1度のケースもあり、担当のカウンセラーと相談して無理のない頻度で通うのが何より重要です。カウンセリングでは、相談に来た人を来談者という意味で「クライアント」、相談を受ける専門家を「カウンセラー」、あるいは「セラピスト」とよびます。

　初回のカウンセリングは、「初回面接」あるいは「インテーク面接」とよばれています。これは、初回面接が、以降の継続面接とは少し違った意味合いをもつためです。というのも、初回面接では、今後どのようにカウンセリングを進めていくかという道筋を立てる作業（アセスメント）を行う必要があるのです。そのため、初回は、クライアントの現在の状況・状態や、問題と関係があるかもしれない生育歴など、アセスメントに必要な情報を、カウンセラーが質問していく形で集めていくことになります。

　2回目以降は、用いる技法にもよりますが、原則的にはクライアント主導で進められます。カウンセラーは、クライアントの自由な語りに共感的に耳を傾け、その時感じたことや、疑問に思ったことを素直に投げかけます。このような対話の中で、クライアントが自身の問題について気づいたり、深めていく営みがカウンセリングといわれるものです。

【メリット】

　初回面接では、声に出しこそしなくても「話を聞いてもらうだけで何が変わるの？」と半信半疑のクライアントが実に多いです。中には「こんなところに来るくらいなら、そのお金でパチンコに行きたい」と面と向かって言われる方もいます。先の記述でもおわかりのように、カウンセリングは「実際に何をするの？」と問われると、言葉では大変説明しにくいものです。加えて、効果の現れ方にも個人差が顕著で、何回通ったらこれくらいよくなるといった保証ができるものでもありません。

　それでも、信じられないかもしれませんが、初めは「連れてこられたから来ただけ」と、なかなか主体性が感じられなかったクライアントが、3回、5回、10回とカウンセリングを続けるうちに「ここ（カウンセリングルーム）に来て、ギャンブルのことを考える時間をもてていること自体が、何よりの治療だと思う」と自ら口に出すようになるのです。そして、あれだけのめり込んでいたギャンブルについて「ギャンブルが怖い。もうお金を持ちたくない」だとか、「負けるに決まっているのに、あんなに大金を費やしてばかみたいだった」と語るようになります。そして回復が進んでくると、まだ若干の不安はあるものの、ギャンブル以外の話題（たとえば、仕事や家族、新しい趣味について）が増え、その人の世界が広がってきた印象を受けるようになります。

　これらの変化は、単に言葉、つまり語られる内容だけで感じ取るものではありません。表情の変化や声のトーン、あるいは仕草など、クライアントが発する全てで、「ああ今まだこの方はギャンブルにとらわれているな」とか、「だいぶ安定してきた感じがするな」といったことが感じられるものなのです。

　一口にカウンセリングといっても、回復のプロセスは人それぞれで、ひとつとして同じ道程をたどるものはありません。したがっ

て、この場で具体的なカウンセリングの進行について言及することは避けますが、個別の事例について興味があるという方は、第6章の「ギャンブル依存症治療体験記」をご参照ください。

【活用のコツ】

　カウンセリングが、言葉を媒介にしたカウンセラーとの相互交流であり、対話を通して自己を見つめ直していく作業であることは、先に述べたとおりです。そのため、カウンセリングにはどうしてもある程度の内省力（自分の言動や考えを振り返って考える力）が必要になってきます。ギャンブラーは内省力がないため、ギャンブル依存症に陥っているのでは？　という意見も上がりそうですが、一概にそういうわけではありません。程度の差はあれ、内省力は本来誰もが持ち合わせている力です。自分の行動を省みる力が弱いために、ギャンブル依存が助長されているのだとしたら、まずは内省力を強化することを目的としたカウンセリングを行います。自分で考えることが苦手な人には、はじめはカウンセラーがやや介入的に、あれこれ問いを投げかけたりして、考える力を養っていくのです。

　では、カウンセリングに向かない人はいないのか？　といわれると、そうでもありません。まず、他の精神疾患を併発している場合、ギャンブルに限らずカウンセリングを行うこと自体が危険なことがあります。カウンセリングは自分自身を深く見つめる作業ですので、精神疾患によって、"自分"そのものに確かな感覚がなくなっているときには、カウンセリングを受けることでかえって混乱してしまう場合があります。また、薬の影響で、とても眠かったり、気分が非常に落ち込んでいる感じがあったり、反対にとても元気で何でもできる感じがする場合など、いつもの自分と違う状態のなかでカウンセリングを実施するのも、危険を伴うといわれています。

とはいえ、カウンセリングへの適応をご自身で判断するのはとても難しいことだと思います。私達カウンセラーが、初回面接でクライアントの状況を詳しくおうかがいする目的のひとつは、このままカウンセリングの土台に乗せていいか判断するため。そこで万が一、医療との併用が好ましいと判断した場合には、専門機関（精神科のクリニック）に紹介することもあります。ですから、カウンセリングを受けていいんだろうか……と悩まれたらそれも含め、ご自身の状態を初回面接時にカウンセラーにお話してみてください。適切な助言ができることと思います。

薬物療法（外来治療）

【組織】
　薬物療法は、総合病院内の精神科・心療内科や、他医療機関で経験を積んだ医師が開業した精神科クリニックなどで行われます。カウンセリングルームと薬物療法が可能な医療機関の違いは、国家資格をもった医師がいるかどうかです。

【活動・対応】
　通常の病院と同様に、初診で問診と医師による対面の診察を通して、病名が特定されます。ちなみに、ギャンブル依存症の場合、正式には「病的賭博」と診断されます。病名が特定されたら、その症状の改善に効果的な薬を医師が選定し、処方します。精神科で処方される薬物は、他の診断科で処方されるものよりも規制が厳しく、最大で出せる期間が薬によって決まっています。たとえば、最大で2週間分しか処方できない薬を服用している場合、2週間に1回は、症状が落ち着いているように感じても医師の診察を受け、状態を確認してもらってから、再度処方してもらわないといけません。また、どんな薬でもそうですが、人によって合う/合わないが分かれ

るものです。そのため、医師は本人の訴えと、定期的な診察を通して、その人にもっとも合った薬と処方の仕方を、患者さんとともに模索していくのです。

【メリット】

　たとえば、双極性障害（気分の高揚と落ち込みを繰り返してしまう精神疾患。いわゆる躁うつ病）の人が、気分が高揚している時にだけギャンブル依存症のような症状を呈している場合、あるいは、発達障害の特性がギャンブル依存に関係している場合、それは薬物療法でかなりの改善が見込めるでしょう。この場合、双極性障害の二次症状としてギャンブル依存の様相を呈す状態が現れているだけであって、ギャンブル依存症は問題の本質ではないからです。また、職場での過度なストレスや、転職、親しい人の死などといったストレスフルな出来事が引き金となって、短期間でギャンブル依存に陥ってしまったような場合も、過覚醒や緊張を沈める作用のある薬の処方で、結果的にギャンブル依存が落ち着くといったことはあるかもしれません。

　昨今、多くの精神疾患は、脳の伝達系の不具合など器質的な問題であることがわかってきました。薬の力を借りて、今の生活をより楽に、人生をより豊かにすることができるのであれば、何も無理に避けて通らず、活用してみてもよいのではないでしょうか。ギャンブル依存症の克服は、カウンセリングにせよ、薬物療法にせよ、使えるものは全て試してみるくらいの気概をもった試行錯誤の過程で活路が見えてくるものだと思うからです。

【活用のコツ】

　精神科で外来を担当する医師のもとには、先ほどの薬の処方上の理由もあり、絶え間なく患者さんが詰めかけます。これが開業医と

もなると、文字通り、休む暇もないほどひっきりなしの診察が続きます。そのため、1人の患者さんの診察に1時間もかけていたら、その日に薬が必要な患者さんを全て診ることができません。すると、患者さんによっては「遠くからわざわざ来たのに、5分の診察で終わってしまった。もう少し話を聞いてくれてもいいのに……」と不満を抱かれることもしばしばです。患者さんの心情もわかりますが、先述のように、医師にはゆっくりと話を聞いている時間がない……。そこで、取り入れられたのが、A-T スプリットという考え方です。A-T スプリットとは、1人の患者に対して、医師とカウンセラーなど役割の違う専門職者が、並行して別々にかかわることをいいます。こうすることで、診察と処方は医師が、話を聞く役割はカウンセラーがそれぞれ担うことができます。薬物療法と精神療法を並行して受けたいという方は、A-T スプリットを導入している医療機関を利用されるといいかもしれませんね。

　ところで、薬物療法に抵抗を抱く人が多い一方で、反対に薬を飲めばギャンブル依存症は治ると誤った認識と幻想を抱いて相談にいらっしゃる方もいます。こうした方々には、「根本的にギャンブル依存症を治す薬はありません」ということをお伝えしています。「発熱」や「痛み」、「吐き気」といった身体の症状を抑える薬はあっても、「ギャンブルに行きたい気持ち」を抑えることのできる魔法のような薬はないのです。それでも、薬による改善の希望を捨てられないのか、「それでも衝動性を抑える薬とかはあるんでしょう？」と、すがるように尋ねられることもありますが、ギャンブル依存症に顕著な衝動性は、ギャンブルをしたい！　という明確な動機に根ざした衝動性ですので、薬物で変えられるものがあるとしても、それは極めて限局的なものです。ギャンブル依存症者が薬という道具のみにすがって、自分をコントロールしようとすることは、主体性の放棄にほかなりません。結局のところ、どのような行動で

あっても、それを決めるのは薬ではなく、あなた自身なのです。

　薬物療法は、必要な人に適した活用がなされれば、大きな効果を発揮する治療法です。カウンセリングと同様、その必要性や適応の可否については１人で判断せず、専門家に相談することが大切ですね。

入院治療

【組織】

　入院治療が受けられるのは、入院施設のある医療機関に限られます。しかも、ギャンブル依存症専門の病棟をもつ病院は、全国に数えるほどしかありません。一方、生活しながらギャンブル依存症の克服を目指す方法には、医療機関ではなく、NPO法人などが提供する入所式の更生プログラムもあります。

【活動・対応】

　精神科病院の入院制度は、患者本人が自分の意思で入院に同意して行われる任意入院と、本人の意志に関係なく行われるその他の入院（医療保護入院や、措置入院など）に分けられます。医療保護入院や措置入院は、自傷他害の恐れがある場合において患者やその家族を守るために、やむを得ない措置として取られることがあります。そのため、ギャンブル依存症で入院しているケースは、ほとんどが任意入院だと考えて間違いないでしょう。

　入院治療で用意されているプログラムは、病院によって大変多彩です。多くの場合、１日のメインプログラムには、少人数のグループに分かれて自身の体験を語り合うミーティング、複数のメンバーに１人の専門家がつき、認知（物事の考え方）の変容を目指す集団認知行動療法、ギャンブル依存症の正しい知識を身につける心理教育といった、より"治療的"なもので構成されています。その他に

も、日替わり、あるいは週替わりで、スポーツの時間や、院内菜園などで野菜や植物を育てる時間、育てた野菜を使った料理教室、陶芸やカラオケ大会など、楽しみながらギャンブル依存症の克服を目指すプログラムも用意されています。時にはメンバーみんなで日帰り旅行や登山などに出かけることもあります。

【メリット】

　入院治療では、入院している期間に、他者と規律のある集団生活を送ることそのものが治療の一環となります。ギャンブル依存症者は、衝動にかられたときにギャンブルに行き、お金がなくなったら帰る、というように、ギャンブルに関しては時間の概念の薄い生活をしていることが多いため、あらかじめ決められたプログラムにそった1日を過ごし、生活の基盤を取り戻すということが、治療の第一歩となるのです。

　入院治療という響きから、何だかおどろおどろしい印象をおもちの方もいらっしゃるかもしれません。しかし、実際は先に上げたプログラムのように様々な活動が用意されており、入院患者の方々が無理なく、ギャンブルから離脱できるような工夫が凝らされています。入院治療のプログラムは、小学生の頃の時間割を思い出していただくといいかもしれません。全部の教科が好きだったわけではないけれど、楽しみな授業もありましたよね？　休み時間は、友だちと外で遊んだり、図書館で本を読んだら、お待ちかねの給食の時間……。そうした生活の中でなら、忘れかけていたギャンブル以外の楽しみも再発見できるかもしれませんね。

【活用のコツ】

　入院治療のよいところは何より同じ境遇の仲間と一緒に克服に向けて取り組めるというところです。けれども、集団生活をよしと思

えるまでには、相当な葛藤があるかもしれません。

　というのも、本人の意志とはいえ、これまでの生活とガラリと変わった環境で過ごすわけですから、病院の環境に馴染むまでの間は、少なからず苦労を強いられる期間になるかもしれません。加えて、孤独な勝負の世界でギャンブルにのめり込んできた人々は、1人を好む傾向があり、特に集団での対人関係に苦手さを抱えていることが多いのではないかと推測されます。そのような人が急に見ず知らずの集団と一緒に生活するとなると、これまでのように気ままに過ごせない不自由さを感じられることでしょう。入院治療の初期は、環境の変化というストレスに加え、物理的にギャンブルに行けない苦しさが二重に襲ってきます。

　けれども、この時期を乗り越えることができたら、治療的にはとても大きな前進です。同じように苦しんだ仲間との連帯感が生まれ、生活にもなれることでプログラムを楽しむ余裕が出てくる頃には、ずいぶんとギャンブルへの執着心から開放されているのではないでしょうか。

セルフケア

　セルフケアといっても、ここでご紹介するのは、ギャンブル依存症にならないための「予防的ケア」、もしくは他のアプローチと併用して行う「補助的ケア」のいずれかを指すものだとお考えください。というのも、すでにギャンブル依存状態にある人が、セルフケア、すなわち個人の工夫や意志の力だけで克服できる可能性はゼロに等しいものだからです（これができる人であれば、そもそも依存症になっていないのです）。それでは、予防的・補助的セルフケアに役立つ心理学の技法をいくつかご紹介しましょう。

＊レッテル効果

　「レッテル」と聞くと、先入観で物ごとを決めつけるというような、どちらかというとあまりよくないイメージをおもちの方が多いのではないでしょうか。それは間違いではないのですが、レッテル効果は上手に活用すれば、望ましい行動を促進させることもできるものなのです。たとえば、コンビニや飲食店のトイレによくある『いつもキレイに使っていただきありがとうございます』という張り紙。あれも実はレッテル効果の応用なのです。まだ入ってもいないのに、キレイに使うと決めつけてお礼をいわれると何だか変な気分ですよね。けれど不思議なことに、人はレッテルを貼られると、それに見合うような行動を取るといわれています。つまり、トイレの張り紙は、レッテル効果を利用して使用者の美化意識を高めるねらいがあったのです。

　では、レッテル効果を利用してギャンブルの抑止力を高めてみましょう。やり方は簡単です。あなたのよく接する人たち——できれば、家族よりも会社や学校などの社会的コミュニティのメンバーがいいのですが——に向けて、脱ギャンブル宣言をするのです。ポイントは、嘘でもいいので、ギャンブルが自分にとってよくない理由をいくつか考えて、それとともに周囲に公言すること。たとえば、「ギャンブルなんてどうせ勝てないようにできていることに気づいたからやめた」だとか、「これまでギャンブルに使っていたお金をジムにあてたほうがよっぽどストレス発散になると気づいた」だとか（ただし、ギャンブルをする人の反感を買わないように）。こうすることで、<u>あなた＝ギャンブル嫌いといった「レッテル」を周囲から貼られることになり、自ずと言葉通りの思考や行動をしやすくなります。</u>そして、自分から公言した手前、ギャンブルに行くと、「言っていることとやっていることが違う」という矛盾が生じ、その居心地の悪さがまた抑止力となるのです。

＊スモールステップ

　スモールステップとは、目標達成のための技法で、ギャンブルの脱却にも応用できると考えられます。文字通り、大きな目標を小さなステップに分けてひとつひとつ達成していくという方法です。

　ギャンブルにハマる人というのは、「オール・オア・ナッシング思考」が強いということがいわれています。オール・オア・ナッシング思考とは「100か0思考」ともいい、簡単にいうと、極端なものの考え方をすることをいいます。そのため、彼らは、「ギャンブル脱却！」という目標を立てると、その時は「今日からギャンブルと名のつくものは一切しない！　ギャンブルに使っていたお金は全て貯金に回す！　できなかったら彼女を高級レストランに連れて行く！」といった、満ち溢れるやる気を見せるのですが、少しでも失敗すると途端に「もうダメだ」と意気消沈してやる気をなくし、昨日の誓いが嘘だったかのようにギャンブルに興じるようになるということがよくあります。

　そこで大切なのが、「高すぎる目標を最初から達成しようとしない」ということ（すでにギャンブル依存症に陥っている場合は、高すぎる目標であってもきっぱりとやめるしかありません。スモールステップはあくまで、予防の段階で効果を発揮する方法です）。目標が「ギャンブルをやめる」のであれば、そこに至るまでの道のりを細かく分けてあげるのです。たとえば、

　STEP 1．ギャンブルは月4回まで
　STEP 2．ギャンブルは月2回まで
　　　　　　…

と、頻度を減らしていくステップもあります。あるいは、

　STEP 1．ギャンブルに使うお金は月3万まで
　STEP 2．ギャンブルに使うお金は月1万まで
　　　　　　…

と、使用金額を減らしていく方法もありますね。

様々なギャンブルを楽しむ人であれば、

STEP 1.　麻雀をやめる（それ以外は OK）

STEP 2.　競馬をやめる（麻雀と競馬以外は OK）

　　　　　　　…

というように、熱中度の低い順に種類を狭めていくという方法もあります。その際、どんな内容でも、**つまずいたら一つ前のステップに戻る（できている場所にとどまる）**ことが重要です。

＊固定比率スケジュール

　先に紹介したスモールステップを含め、脱ギャンブルの過程では、目標1つを達成するごとに自分に小さなご褒美をあげましょう。ただし、ギャンブルに関係ないご褒美でなくてはいけません。

　ギャンブルは、費やしたお金に関係なく当たり（報酬）が得られるものです。報酬により、人の行動は強化される（頻繁に同じことを繰り返すようになる）のですが、ギャンブルのようなランダムな報酬による強化を、心理学の用語では「変動比率スケジュール」といいます。これに対して、ある目標（ステップ）を達成したら必ず報酬がもらえるという強化の方法を「固定比率スケジュール」といいます。ギャンブラーたちのギャンブル行動の形成においては、変動強化スケジュールが核となっていることが多いので、スモールステップ（目標設定）と固定比率スケジュールを組み合わせて、**自分自身の力で達成できる目標に取り組み、達成したら必ず報酬が得られる体験**を繰り返すことが重要になってきます。そうすることで、自分の力ではどうにもならないギャンブルへの価値感が薄れ、努力と報酬が結びつく行動（たとえばノルマのある仕事×ボーナス）への意欲が湧きやすくなることが期待されます。

＊認知的不協和理論

　私たちは、矛盾する2つの認知（考え方や知識、態度、状況などの総称）をすると、何だかモヤモヤして気持ちが悪い不快感を抱きます。これが認知的不協和とよばれる状態です。認知的不協和を解消するために、人は2つの認知のうち変えやすい方を変えるといわれています。

　「すっぱいブドウ」という童話をご存知でしょうか？　このお話に登場するキツネは、道端に美味しそうなブドウがなっているのを見て、食べたいと思います。ところが、ブドウはとても高いところになっているため、どう頑張っても手が届きそうにありません。ここで、ぶどうが美味しそうで食べたいと思っているにもかかわらず、食べられないという状況の間に不協和が生じるわけです。そこで、キツネは「あんなブドウ、すっぱくて食べられないや」と、一方の認知を変えることで不協和を解消したという話です。

　ギャンブラーが、ギャンブルの悪影響から目をそらし、受け入れないようにするのも、この認知的不協和を回避するためです。では、ギャンブルのデメリットを強調する情報を毎日取り入れたらどうなるでしょう？
・ギャンブルは楽しい、ギャンブルをしたい＝認知A
・ギャンブルをやめた方がいい根拠＝認知B
　（例：ギャンブルは胴元が勝つようにできている、ギャンブル依存が原因で人生が破綻した人が多い、妻はギャンブル反対派）

　＜認知A＞と＜認知B＞は相反するものなので、＜認知B＞にあたる情報を取り入れれば取り入れるほど、認知的不協和は大きくなります。認知的不協和によって生じた不快感や居心地の悪さを払拭するためには、A・Bどちらかの認知を変えなければいけません。**ところが＜認知B＞は事実なので、いくら否定しようと思ってもたくさんのデメリットが頭をかすめ、心の底からギャンブルを楽しめ**

なくなっていきます。結果、罪悪感や不快感を抱えたままギャンブルをする不協和に耐えられなくなり、＜認知 A＞を変える、すなわち脱ギャンブルという選択につながるのです。

文献
1) 厚生労働省: e-ヘルスネット［情報提供］(http://www.e-healthnet.mhlw.go.jp/information/alcohol/a-05-006.html)
2) ギャンブラーズ・アノニマス・ジャパン・インフォメーション・センター: 2015.
3) 一般社団法人　ギャマノン日本サポートオフィス: 2011.

(W)

2 ギャンブル依存症治療機関一覧

　いかがでしたでしょうか。ギャンブル依存症については、様々な機関が、多彩なサポートや治療を提供しています。にもかかわらず、それらは多くのギャンブル依存症者に利用されていないばかりか、認知すらされていないのが現状です。
　以下に、主要なギャンブル依存症支援機関をご紹介しておきますので、必要に応じて活用してみてくださいね。

ギャンブラーズ・アノニマス　日本インフォメーション・センター
〒242-0017 神奈川県大和市大和東3-14-6　KNハウス101
TEL. 046-240-7279

一般社団法人　ギャマノン日本サービスオフィス
TEL. 03-6659-4879

独立行政医療法人　国立病院機構久里浜医療センター（厚生労働省指定　依存症治療全国拠点機関）
〒239-0841 神奈川県横須賀市野比5-3-1
TEL. 046-848-1550

神奈川県立精神医療センター（厚生労働省指定　依存症治療拠点）
〒233-0006 神奈川県立横浜市みなと南区芹が谷2-5-1
TEL. 045-822-0241

医療法人杏野会　各務原病院（厚生労働省指定　依存症治療拠点）
〒504-0861 岐阜県各務原市東山1-60
TEL. 058-389-2228

地方独立行政法人　大阪府立病院機構大阪府立精神保健医療センター（厚生労働省指定　依存症治療拠点）
〒573-0022 大阪府枚方市宮之坂3-16-21
TEL. 075-847-3261

地方独立行政法人　岡山県精神科医療センター（厚生労働省指定　依存症治療拠点）
〒700-0915 岡山県岡山市北区鹿田本町 3-16
TEL. 086-225-3821

独立行政法人　国立病院機構肥前精神医療センター（厚生労働省指定　依存症治療拠点）
〒842-0192　佐賀県神埼郡吉野ヶ里町三津 160 番地
TEL. 0952-52-3231

3　ギャンブル依存症研究所のご紹介

　最後に、当院「ギャンブル依存症研究所」について、少しだけお話したいと思います。

　当院の代表である精神科医の熊木が、愛知県日進市に心療内科「あいち熊木クリニック」を開業したのは、2007 年のことでした。どのクリニックにもあることですが、開業当初は患者さんが来ません。当時は、いつ来るとも知れない新患を、丸 1 日診察室で待っていた日もあったといいます。ようやくぽつりぽつりと来院される方が増えてきたのが、開院後 2 カ月を過ぎたあたり。この頃、まだまだ患者数の少ないなか、ギャンブル依存症でお困りの方の来院が立て続けに 3 件ありました。

　当時、今以上に認知度の低かったギャンブル依存症の患者が立て続けに来るとはただごとじゃない……。潜在患者数の一端を見た気がしたのは言わずもがなですが、それだけではない何かを感じたのです。精神科医もカウンセラーも、心を扱う仕事をしている私たちは、自分の心の声にも敏感です。偶然の出来事や、根拠のない直感、あるいは寝ている間に見る夢が私たちに教えてくれることは多いように思います。たとえば、クライアントの状態もよく、順調に進んでいるはずなのに、何となくカウンセラーの中にモヤモヤとしたすっきりしない感じがあったり、そのケースについてのよくない夢を見ている場合には、じきにカウンセリングが暗礁に乗り上げるといったことは少なくありません。反対に、ケースがうまく行っているときには、カウンセリングルームの外でも、本人にとってプラスになるような出来事が偶然起こり、さらにカウンセリングが深まっていく場合があります。

　開業直後に、数人のギャンブル依存症患者を診るという "偶然"

は、熊木にとって大きな転機になったといいます。莫大な潜在患者数がありながら、彼らを診られる医師の少ないギャンブル依存症の専門家になることこそ、今の自分に求められていることなのかもしれない……。

　ギャンブル依存症外来を開設すると、パチンコ・スロット店の数が多いという土地柄も相まって、近隣から多くの患者が訪れました。その後、全国でも数少ないギャンブル依存症の専門外来ということで口コミが広がり、日本各地からギャンブル依存症の克服を目指してクリニックの門戸を叩く家族が後をたちません。現在、あいち熊木クリニックのギャンブル依存症外来では、初診まで半年待ちの状況が続いています。来院数が増えた喜びと、ギャンブル依存症治療の手応えに充実感を感じていたのも束の間、ここ数年は、克服への強い意志をもち治療を希望されている人々が多くいるにもかかわらず、彼らの希望に応えられない状況に、歯がゆさを感じずにはいられませんでした。

　こうした現状を受けて、新たに開設されたのが「ギャンブル依存症研究所」です。前述のように、根本的に有効な薬物がないギャンブル依存症においては、精神療法が効果的だといわれています。そこで、熊木が長年の臨床経験で培った知見をベースに、精神療法を行うことのできる当院を開設するに至ったのです。

　当院では、臨床心理士が本人とご家族の並行面接を行っております。初回面接は、本人・ご家族（多くの場合妻や母親）・担当のカウンセラー2名の計4名で、一つのお部屋でお話を伺います。2回目以降は、別々の部屋でそれぞれから相談を聞きます。現在開業して1年ほどですが、継続してカウンセリングに通われているケースでは、ほとんどの方が、来談後1度もギャンブルに行かずに過ごすことができています。

　「先生、やってしまいました……」と、ギャンブルに行ってし

まったことを告白してくるクライアントもいないわけではありませんが、これまで家族に隠れてギャンブルに行っていたとしたら、カウンセラーにギャンブルをしてしまったことを正直に話せたというのは、その方にとっては大きな一歩なのです。また、ギャンブルには行ってしまったけれど、これまではその場で借金をしてでも続けていたのが、2000円でやめることができたとしたら、それもまた大きな一歩だと思うのです。大切なのは、「ギャンブルに行ったかどうか」だけでみるのではなく、その人の最初の状態と比べた時、どれくらいギャンブルから距離ができ始めているか、ということを絶えず査定し、問題の原因や対策をともに練り直すと同時に、前進した部分は一緒に認め合うことだと思います。そうして、一歩一歩進んでいった先に、「ギャンブルをしないで毎日が過ごせる」というゴールがあるのではないでしょうか。

　当院でギャンブル依存症の克服に取り組みたいという方は、お気軽にお問い合せくださいね。

ギャンブル依存症研究所（あいち熊木クリニック併設）
〒470-0136 愛知県日進市竹の山2-1321
TEL. 0561-75-5707

(W)

第3章
「熊木メソッド」とは何か
（治療者・カウンセラーに対する、熊木からの回答）

　愛知県日進市にあるギャンブル依存症研究所（略称「ギャン研」）は、あいち熊木クリニックの併設施設です。このあいち熊木クリニックは、ギャンブル依存症専門外来を有しており、これまでに全国から数多くのギャンブル依存症者（以下、クライアント）をお迎えしてきている、全国でも有数の実績ある治療施設です。そこでは、院長である私熊木を中心に数多くのギャンブル依存症治療が実践されてきており、現在では「熊木メソッド」を確立するに至っています。

　ギャンブル依存症治療の粋（すい）である「熊木メソッド」を継承し、さらに発展させていこうというのが、ギャンブル依存症研究所の設立趣旨で、実際に日夜、多くの臨床心理士・カウンセラーが、さまざまな角度からの臨床研究を行ってきています。

　「熊木メソッド」とは、私が臨床現場の数多くの経験において胚胎させた問題意識を、さらに現場で検証を重ね、血肉化していったものがベースとなっており、それを受けてギャンブル依存症研究所スタッフが継承発展させてきたものです。

　「熊木メソッド」は、通院型カウンセリング方式によるギャンブル依存症治療法の一型です。具体的には、以下の3原則に基づいて行われています。

1.　クライアント、および配偶者あるいは保護者との契約に基づ

き、家族との絆を担保として崖っぷちの状況を作り、クライアントの治療への主体性を引き出す（具体的には、夫婦間ないし親子間で、「念書」を取り交わしてもらう）。
2. クライアント、配偶者あるいは保護者に、カウンセラー（または医師）2 名を交えた 4 者面談方式で行う。
3. クライアント自らがより無害な依存行為を代償的に実践することにより、マイルドなランディング（ギャンブルからの完全離脱）を目指す（人間は弱き者であることを考慮し、代償的な依存行為を用意するのだが、この決定もクライアント自身に行ってもらうことにより、クライアントの主体性の発揮も目指す）。

　端的にいうなら、「熊木メソッド」とは、「切実なクライアントが、家族との絆を"担保"にした念書を家族と交わし、主体的に自らを制縛する。そして、自ら選びとった"より無害な代償的依存行為"を実践する過程で、人生における精神と思考の自由を再獲得する、ひいてはギャンブルからの束縛も解き放とうとすることを支援する治療法」ということになりましょうか。
　では、実際にはどのように実施されているのでしょうか。この章では、治療者・カウンセラーから出た質問に私自身が答える形で、「熊木メソッド」を紹介していきます。

1 初期の対応

ギャンブル依存症の診断

Q1. 「本人の状態が病気なのか、専門家の意見を聞きたい」という家族の声があるが……。

この質問に対し、まず問い返したいことがあります。それは、「病気かどうかの判定が果たして最重要か」ということです。ギャンブル依存症に関していうなら、病気かどうか判定する簡便な方法があります。それは、ギャンブラーズ・アノニマスが用いているチェックリスト（1章-1　表3［P.9〜10］参照）です。ただ、これを使って病気か否かを判定したところで、治療の本当の必要性というものはわかりません。臨床現場で一番大事な治療適応の評価尺度は、この現状を変えたいという「切実さ」だと思います。それは、クライアント本人のものであっても、ご家族のものであっても構わない。この状況では生きていけないほどの苦しさがあり、ゆえに万難を排しても治そうとする覚悟があるのか。私は初診の場で、一番にそのことを確認します。これは精神科治療全般にいえることだろうし、心理カウンセリングにおいても同様でしょう。

クライアントは精神科に来て、どのように診断されるか固唾を呑んで見守っているということがよくある。そして自分の疑っていた病名が付けられないと、緊張がほどける。そしてそれから先は何も考えようとしない。これでは具合が悪いと思うのです。一番大切なのは病名がつくかどうかではない。治療という土俵に載せられるかどうか、載せるべきか否か。治療とは、精神科医や臨床心理士がクライアントやご家族の困り具合を斟酌し、"自分の梃子に合う（治し得る可能性がある）"と感じた時に、初めて成立するものです。

すなわち双方の関係性により規定されるものであり、治療における判断も、その関係性のあり方に伴い動的に揺れ動くものなのです。

Q2. ギャンブル依存症をどのように診断しているか。

　実は私は臨床現場において、DSM-5などの客観的な診断基準を使って診断することは、ほとんどありません。それはうつ病など他の精神疾患においてもそうです。診断基準というのは精神科業界におけるコンセンサスですから、一応認識はしていますが、これが実臨床で役立つことは、残念ながらほとんどない。これは客観的な診断基準といわれるものが、現在の表現形、すなわち横断面の把握以外にあまり役立たないからなのです。客観的な診断基準を座右に置き、それのみで診断を下すようになるなら、病態の本質を見誤るから、肝心の治療でもしくじる。ついでにいうなら、ウデもなまると思います。

　私の思考のベースは精神病理学です。私の言葉でいうなら、クライアントの「存在構造」はどのように蠢いているのか。どのような精神力動（心的メカニズム、と言い換えてもよい）が働いて、ギャンブルがやめられなくなったのか。ギャンブルの場合、嗜癖という精神力動がそのクライアントのうちに見いだせないならば、それはギャンブル依存症とはいわない（※嗜癖については1章-2［P.32～37］参照）。そのため大切になってくるのは"推理"です。現在、このような症状を呈しているならば、当然このようなことも起こるはずだ、このような性癖も備わっているはずだ。そのような推理に基づく探索が、本当の病態把握、すなわち根本的な診断において不可欠なことと考えています。

　また、クライアントの"手触り""直感"のようなものも大切です。これは、莫大な数のクライアントと接してくる中で、自然に身についたものです。すなわち、精神科臨床における技能習得・経験

集積は、帰納的な営みといえます。そして、その技能・経験から、ある個別のクライアントを診て、「〜なのではないか」という直感が誘発される。これは、逆に演繹的な営みということになります。直感というのは、一気に理路が貫通すること。実際の臨床現場では、最初の3分、もっといえば数秒でこの直感がもたらされ、その後の数十分かけてその直感の検証を行うというようなことが少なくありません。

このようなやり方は、科学的とはいえません。しかし、精神科臨床においてはいまだ、科学で計りきれない現象があまりに多い。精神病理学の論理展開の根拠は、「説得力」です。すなわち、クライアントがしっかり納得し得る説明ができるかどうか。その納得があれば、クライアントは治療に主体的に乗っかってくれます。治療方針がこうして定まったときには、うまく展開していくことが多い。そうでなければ、何か破格な現象が起きた時に、治療は迷走します。結果、クライアントの貴重な時間と労力を奪うだけになります。

治療への動機づけ

Q3. 来談に対する動機づけが低いクライアントへは、どのように対応すればよいか。

クライアント本人が来ているのであれば、何とか念書を書いてもらう方向へ話を進めるべきだと思います。ご家族しか来ないようなケースでは、まだ場が整わないのでだめだけれど、本人とご家族双方が来ているのであれば、「熊木メソッド」が施行できる理想的な状況です。

そこで中途半端なことをしちゃダメです。クライアントとご家族双方に、この治療を始めることについての覚悟を問う。

"念書交換"はいわばお互いの覚悟を確認する儀式です。勇気を

もってそこを踏み越えなければ、治療の成功は掴み取れない。これまで散々失敗を繰り返してきたのなら、これまでと同じであってはならないはず。このようなことを、クライアントとご家族双方に切々と訴える。それで納得が得られないようなら、治療はそこで終わり。私達にできることは何もない。しかしもし納得を得られ、"念書交換"にまで至ったなら、もう後には引けません。それはクライアントサイドだけではなく、治療者サイドにおいてもしかりです。治療者はこの"契約"履行を見守るため、ときには心を鬼にすることも必要です。ただ、これは目指すべきランディングポイントに無事全員を運ぶためです。

ギャンブル依存症における「熊木メソッド」には、このような"おせっかいなところ"があります。精神科の他の疾患に対する治療と比較すると、随分性格が違います。しかし、このパターナル（父性的）な部分が、ギャンブル依存症治療のキモなのだと考えます。

Q4. 妻にモチベーションがあり、クライアント本人にはあまりないケースの動機づけをどうするか。

これはよくあることですが、この場合は、やり方としては一つしかないと思います。妻はモチベーションがあるのだから、妻とどうやって本人を動機づけるか戦略を立てていくべきです。その戦略会議をするカウンセリングを中心に据えて、妻と力を合わせて二人三脚でクライアント本人を押し立てていくことが、とても大事になるでしょう。それでも火がつかなければ、残念ながら治療にならないということになりますね。

Q5. 来院することが、妻や周りへの免罪符になっており、実際には治療へのモチベーションがない場合はどうすればよいか。

　このような場合、もし夫婦別々に並行面接による治療を行っていたとしても、妻をその夫側の治療の場に呼びよせるべきでしょう。そうして、絶えずその時点における了解事項や治療成果の確認を行わなくてはダメかもしれない。並行面接をするということは、お互いが話しにくいことを場を違えて話し合う、あるいは両者の内省を進めるという意味ではいいのですが、やはり、クライアント本人に主体性があるか、あるいは最初になくても次第に育ってくるかということにかかってきますね。

■ 念書について

Q6. 念書はどのようなものが望ましいのか。

　念書は厳しい内容になることもありますが、ある程度"お目こぼし"が必要です。たとえば、「方々（親族・友人・サラ金などすべて含む）から借りた金額がトータルで50万円に達したことが確認された場合、夫●と妻▲は離婚する」といった具合です。ここでなぜ、50万円の借金などという"執行猶予"が必要となるのか。これは機械における"遊び"のようなもので、これがないギチギチの誓約内容だと、クライアントの息が詰まってしまいます。

　ある時、クライアントの奥さんが「何が何でも、厳しくしないといけない」と思ってか、相当厳しい条件を課した念書を自ら作って持ってこられたことがあります。これは私が先にご夫婦に提示した念書を見て、「これでは甘い」と書き換えてこられたのです。

　また別の例では、クライアントご本人が"自分の退路を断つために"と、ものすごく厳しい念書に作り替えてもってきたんです。「自分が約束破ったら、今ある家も土地も全て妻にあげる」「妻と子どもに慰謝料を何百万も払う。あと一生、十万ずつ、妻と子どもに

払う」と言うんですよ。奥さんは「そこまでしなくていいと思うんですが」と言っていましたが。

　こういった覚悟の表明は一見いいことのようですが、実は危ない。自分で自分の首をしめている。実際にこのような念書を取り交わしたら、クライアントはどこかで必ず一生後悔することになる。ボロボロになった時に「こんな約束しなければよかった。おれはダメだ」と落ち込んで、自殺する可能性すらある。それだから、これは後先を考えない軽率な行為といえる。このような極端な反省は、これからの一生を見渡してみるなら、到底現実的ではない。

　また、このような極端な行動に出る人は、すごく反省しているようでいて、実は"のど元過ぎれば熱さ忘れる"人が多い印象がある。ギャンブル依存症治療を早々にリタイアするのは、実はこのタイプが少なくない。このように立居振る舞うと、「必ず奥さんがとめてくれるだろう」という読みがあるかな。ある意味、それは一種の甘えですね。自分が地道に一生かけて果たせることをコツコツやるのが、苦手なのでしょう。

Q7.　結婚していない相手（交際相手）が一緒にきた場合、念書はどうするか。

　当事者であるクライアントがどこに痛みを感じるかが、大事ですね。その痛みの感じどころにしっかり楔をうたないと……。念書を守らなくてもそのペナルティは大したことはない、と思ってしまうでしょう。

　たとえば「（ギャンブルから足を洗わなければ）結婚はしない」と誓約するなら、その念書は「（ギャンブルから足を洗わなければ）離婚する」という念書に匹敵するパワーをもちますよね。同棲しながら、すでに結婚の約束をしている２人だったら……。この状況なら、クライアントは相当頑張るのではないでしょうか。

ただ、ケースバイケース。あらかじめ念書をプランニングすることは難しい。クライアントが大切にしているもの・必死になりそうなことを、その治療の場で嗅ぎ取り、当意即妙に念書を提案する。そこに治療者の力量が問われますね。

Q8. 「これまでもこういう念書のようなことはやってきたが効果がなかった」とパートナーが念書に乗り気でない場合はどうするとよいか。

　家族がいくら真剣にクライアントに呼びかけて、離婚をかけた念書を交わしたとしても、どこかに手心が加えられており、いくばくかの救いが用意されていることが多い。ただその優しさが、この場合は仇になります。クライアントに付け入る隙を与えてしまい、繰り返し念書内容を侵害することで実質"骨抜き"にされてしまうケースは、枚挙にいとまがない。

　「熊木メソッド」における念書交換は、家族同士の取り決めとしての念書交換とは、似て非なるものです。「熊木メソッド」の念書は、第三者である精神科医・臨床心理士といった精神科医療の専門家がクライアントとしっかり「契約」を交わし、厳正に施行されるものであるから、ある意味容赦ありません。

　ただこの"非情さ"は、治療者がその役割において引き受けるべきものであり、またそれがこの治療の成否を大きく左右します。

　念書は念書でも双方の質と重みはまったく違う、と考えた方がいいでしょう。

■ クライアント本人への対応

Q9. なぜクライアントに厳しく対応しなければならないのか。

　意外に思われるかもしれませんが、近頃のギャンブラーは、一見普通で真面目そうな人が多い。そのため、「こんな人に厳しいこと

言ったらかわいそう」と思う治療者がいるかもしれませんが、ここに陥りやすいワナがある。実は、甘え上手で頼りなさそうなところがあり、かかわった相手から色々譲歩を引き出すのが得意な人が多いんです。そこで仏心を出すとつけあがってしまう人もいるので、ある程度厳しいことをやる必要性はある。この人なら大丈夫だと思っていたら、裏をかかれたというケースは数多あります。

　私がギャンブル依存症治療を始めた頃、すごくびっくりしたことがある。1年間私をだましとおした人がいたの。「借金していないですよね？　大丈夫ですよね？」と聞くと、しれっとした顔で「大丈夫です。うまくやっています。先生のおかげで」と言い続けて、1年間通ったんですよ。最後の最後に「実は今まで嘘をついていました」と言いました。「嘘をつき続けて、私にいい顔をしたところで、何の実りもないから、こういうところにエネルギーを使う人生はやめたほうがいいね」と話をして、終わりました。

　ある部分すごく強く自分を統制するので、他人からはすごく理性的でいい人のようにみられることもある。でも、その自己統制はとても表層的なものだから、他人からみられるところだけで帳尻を合わそうとするので、本質的なところで辻褄が合わなくなり、結果かかわりの深まった人との関係で破綻を迎えます。いつもその繰り返し。最も注意すべきことなんですが、ギャンブル依存症の治療をやる中で、治療者は今までと同じように、クライアントの人間関係の轍を踏んだらいけない。特に奥さんの真似をしてはいけない。奥さんはとても優しくて包容力のある人だったりするんだけど、クライアントはその裏をかき続けているようなケースが少なくありません。すなわち私達治療者は、"2番目の奥さん"になってはいけない。そうなればまた、クライアントは同じようなことをする。「もうしません」が口癖だから、みんな。「奥さんとは違って私は厳しいよ」という姿勢、そこが大事なんだと思います。

医療というのは、性善説を信じてやるのが当たり前ということになっています。クライアントは基本、自分の症状・苦悩を偽りなく伝えようとするはずであるし、その救済を求められる私たち治療者も、猜疑心をもたずその訴えに沿って治療するべきだというのが普通の考え方ですね。そもそも治療者は皆、そういう教育を受けてきているんだけど、「熊木メソッド」は性悪説を前提にしたいじわるな見方も必要な治療法です。ギャンブルに狂った人は、後先考えず、平気で薄っぺらな嘘をつくことも少なくない。まあ、キレイ事ばっかりじゃない、一筋縄ではいかないこともある。ただこれはギャンブル依存症者の人格の問題というより、ギャンブルという悪魔に支配されたことによる不幸でしょう。

Q10. パターナル（父性的）な態度とマターナル（母性的）な態度のバランスが難しいが……。

　どこでパターナルであるべきか、どこでマターナルであるべきかの使い分け、これは俗な言い方で表現すると、"飴と鞭"。ギャンブル依存症治療で、飴と鞭をどう使い分けるかというのは結構経験がいります。また瞬発力（とっさの判断・アドリブ力）が重要です。ある場面で急に優しくなり、またある場面で急に厳しくなりということなら、まるで二重人格的な振る舞いということになりますが、それは表面的な見方です。肝心なのは、"治療における筋を通す"こと。そして、あらかじめそのような振る舞いを根拠づける言葉を発しておくことが重要です。あくまで、クライアントおよび家族の将来に配慮した言葉であると、納得されていなければ、その治療に説得力がない。そして、クライアントはさまざまな言動で、意識的・無意識的に治療者を試してきますが、これを真っ向から受け止め、"治療の筋"に沿った最良の言葉を選び出し発しなくてはいけない。この治療における千変万化こそが、ギャンブル依存症治療の

難しさであり、また語弊があるかもしれませんが、醍醐味でもあるともいえます。

　上記の話は、治療者がクライアントに対応する場合についてですが、1人の治療者が、クライアントと家族の両方を担当するとさらに複雑になる。もし、クライアントと家族に対して別々にカウンセリングをできるなら、役割分けがしやすい。大雑把にいうなら、クライアントに対して初期のころはパターナルな対応が一般的。治療の筋はこうであるべしと、きちんと導いていくことが大事。徐々に信頼関係を築いていけたら、治療にマターナルな要素が増える。「その調子ですよ」と言えるようになるまでに、少し厳しい時期がなければなりませんが、私はこの厳しい時期の目安は半年だと思うんです。1カ月や2カ月で優しくなることはありません。「まだ信用できない」って言います。私自身が優しくしてあげたいという気持ちが湧き上がってきても、あえて心を鬼にして厳しくしなければならない。そうしないとうまくいかないですね、経験上。

　カウンセラー（なかでも女性臨床心理士）はパターナルな振る舞いがとっても苦手な人が多い（そのような臨床教育を受けてきていない人が多い）ので、そこのところは難しいのですが、そこはちゃんと流儀にかなった形でやる必要はある。家族に対しては、おおむねマターナルな対応でいいと思います。傷ついてボロボロになっている奥さん・お母さんに対して、「もっと頑張れ」っていう必要はありません。労い続けることが大事です。これは本来、カウンセラーが得意な方向の治療だと思います。

　治療が軌道に乗ってからの基本的対応は"大らか"でいいんですけど、肝心なところで"あなどられない"ようにするということが大事。ギャンブル依存症患者さんっていうのは、全員括ってそう言えるわけではないのですが、得てして相手に取り入ること、調子を合わせることがすごくうまいんです。こいつはあなどっていい相手

か、あなどってはいけない相手か、様子を見て、斟酌してくる傾向がある。だから、あなどられてしまうと、裏をかかれることになる。そして、治療の構造が壊されてしまう。「この人何だか怖いぞ」という部分は残しておかないといけないですね。それは何も、ぞんざいな言葉を吐くというようなことではない。丁寧な言葉でも、びしっびしっと「そこはだめですよ。○○さん」という具合に、きちっと言えることが重要です。

Q11.「借金はしていないが、お金はあれば使う」というクライアントには、どうしていけばよいか。

お金がある時だけ使うというけど、使ってはいけないものに手を出すのであれば、同じ問題をはらんでいる。クレジットカードが手に入ったら、野放図に使っちゃうでしょ。そのメンタリティは借金する場合と変わらない。

こういう人を治療する場合、念書の基準は低く設定するしかない。普通50万円と設定するところを、10万円の借金をしたらダメとか。クレジットカードも、家族・友人、ありとあらゆる人を合わせて、10万円を超えたらアウトということです。

ご家族がクレジットカードなどをそのまま渡している場合があるけれど、まあ優しいというか、ルーズというか……。やはり、そこへ行く前に歯止めをかけておかないといけない。このクレジットカード、取り上げるとクライアントは干上がります。すると、家にあるものなら屋探しをしてでも取る。そして挙句、必ず借金に手をだす。それさえかなわなければ、盗むことさえある。やっぱり彼らは、どうにかしてパチンコしたい。渇望している。ギャンブル依存からくる、二次的なお金依存症はかなり深刻です。普通の人なら考えられないことをやっちゃう。

Q12. 双極性障害など、他の精神疾患がある場合はどうするか。

　今までに他の心療内科・精神科を受診していて、ちゃんと治療されているのであれば、そちらの治療を受け続けることを前提にすべきです。薬が出てるのであれば、それは止めてはいけない。

　ただ、難しいのが双極性障害がある場合ね。躁症状の1つとしてギャンブルに行くっていう人がいますよね。依存かどうかちょっとよくわからないところ、そこは見極める必要があります。一時的に躁状態であってギャンブルにハマっている人、これは厳密にはギャンブル依存症ではありません。また、依存ではないけどたまたま趣味としてのギャンブルを単発的にやる人もいますよね。ギャンブルをやってる人はみんなギャンブル依存症というわけではありません。アディクション（嗜癖）のメカニズムが絡んでなければね。まぁそもそも、嗜癖レベルの人しかギャンブル依存症者として来院しないでしょうけど。

Q13. 発達障がいのあるクライアントへはどのように対応するか。

　発達障がいといってもかなり多様なものを包含しており、ここではその分類を行って個別に対応法を説明するようなことはしません。ただ、「熊木メソッド」の適応の条件としては、発達障がいのあるなしにかかわりなく、以下の事柄が重要になってくるでしょう。
1）ある程度の内省力を備えていること
2）善悪良否が理解できていること

　ギャンブル依存症治療では、自分の現状にほとほと愛想が尽き、「自分で何とかしなければ」という姿勢で、真剣に自身と向き合うことが欠かせません。そしてその過程で求められる忍耐持続の源泉となるのは、やはりここで述べた1）および2）ということになります。

家族への対応

Q14. ご家族がカウンセリングを受けることについて疑問をもっている場合はどうするか。

　これはたちまち暗雲が立ちこめる。「熊木メソッド」は家族の協力を前提とした治療技法です。そのため、何としてもそこに結びつける努力をしなくてはならない。最初は本人カウンセリングだけでスタートしてもよいけれど、家族協力がどうしても得られなければ、治療断念をクライアントや家族にお伝えしなくてはならないこともある。

　一方、「俺が何とかしてやる」という義侠心を発揮するような家族が居たりする。中年男性に多いんだけれど、そういう人が来た時は、治療者が全部仕切るのではなくて、家族にある程度仕切りの部分をゆだねるのがいいかもしれない。私たちはそれを応援するという形。こういう人たちは、家族の一大事には、「自分が何とかしなければ」という責任感・「自分こそが何とかし得る」という自負心の強い人たちなので、そこを重んずる。家族へのエンパワメントこそが一番重要ということが稀ならずある。ずっと耐えクライアントを支えてきた家族の"縁の下の力"に光を当てる。その苦しみに共鳴し、時にこれまでの努力を賞賛する。そういった流れがうまくいくなら、治療自体がうまくいっていると考えていいでしょう。

Q15. ご家族もパチンコをしている場合はどうするか。

　ご家族にもパチンコをやめてもらわないといけません。ご本人がパチンコにずるずるとハマっているのが問題であれば、「あなたがまずパチンコをやめてみせないと、本人をやめさせることはできない」と伝えるべきです。家族もやっているし、俺も少しぐらいやってよかろうと思うと、全然治療にならない。パチンコするのが全面

的に悪いわけではないけれど、このような状況で、クライアントの家族が、本人のギャンブル抑止のため、同様に痛み分けをすることに耐えられないのなら、おそらく家族全体の未来はあまり明るくはない。ご家族で別の趣味をもった方がいいですね。

Q16. 借金を家族などが肩代わりしており、それで何とかなってしまっている場合はどうするか。

一般的な話としては、このようになります。借金の肩代わりがいかに後にひどい結果をもたらすかということ、またこういった状況でもやはり治療が必要であることを説く。それでもなおかつ家族の理解が得られなければ、一旦治療関係形成を断念するしかないです。治療の前提が成り立たない状況で治療しようとしても、逆に不満を抱かれるだけだと思います。

Q17. ご家族から「どうなったら治ったといえるか」と聞かれた時は、どう伝えるか。

真っ向から答えるなら、こうなるでしょうか。「ギャンブルに日頃魂を奪われず、かなりの安定感でもって、生活を営めるようになった時」。ですがこういう質問については、字義通り捉えると、本質を見誤ります。そこで質問者の潜在意識を類推しながらお答えします。

私は、一般的に"治る"ということには、2種類のものがあると考えています。すなわち、"治癒"と"寛解"です。"治癒"は、服薬しなくても、また医師の世話にならなくても、問題なく暮らしていける状態を指します。それに対し"寛解"は、服薬しながらでもとりあえず何とか社会生活をつつがなく送れるという状態を指しています。この2つは当然区別しなくてはなりません。しかし、医師である私達がまずは"寛解"を目指していて、そこに達すれば一応

の目標は果たしていると考える傾向があるのに対し（ギャンブル依存症のみならず、慢性化した疾患・病状は完全な治癒の達成を目指すのは現実的ではないという実際的な問題が、そこには横たわっています）、クライアントの家族は、"治る"といえば当然のごとく"治癒"のことを考えていて、なかなかそこに達しないことにもどかしさを隠し切れない場合が多いのです。すなわち埋めがたい認識のズレがある。そこからくる家族の苛立ちがこのような質問を生み出すのでしょう。はかばかしくない経過に焦れて、何はともあれ病気のレッテルはいつ外してくれるんだ、という半ばヤケクソなところも感じ取れます。そんな状況で、治療者が"治癒"と"寛解"の違いを懇切丁寧に説明したところで、家族は隔靴掻痒の感が否めないでしょう。

　またこの質問には、「ギャンブル依存症って、そもそも病気なの？」という含意があると思われます。これもある程度了解できる話です。感染症や癌など身体的・他覚的に了解され、また因果関係の説明がつけやすい病気に比べると、このような不信感をもたれることは無理からぬことです。また同じ精神疾患でも、統合失調症などと比較すると、「どこまでが甘えで、どこまでが病気かわからない」と感じる人も少なくありません。ギャンブル依存症はひとたびなると容易に抜けだすことができない不如意なものですから、病気には違いないですが、それでもギャンブルに吸引されハマり込んでしまう性格の弱さがあらかじめ備わっていることに起因するものであることから、自己責任の問題を拭い去ることはできません。

　このように、本質問は多義的なものですので、家族の真意は何か、しっかり把握した上で答えなくてはなりません。いずれにせよ、家族からこういう質問が発せられるときは、治療がうまくいっていないとき。"治療の迷走しかけ"を示すシグナルといえるでしょう。これについては、次のように質問を返してみるといいで

す。「そもそも、クライアントのどういうところが問題だと思いますか」。家族は、治療の経過への不満とともに、クライアントについての自説を展開するでしょう。それを聞き終えた後、治療者は「私達はこういう風に考えている」と伝える。双方のクライアント認識が近く、治療のベクトルが概ね一緒なら、そのまま進めればよい。しかしそれらが、すり合わせをしようにもかなり筋違いのものである場合、治療自体の仕切り直しが必要です。

Q18. 家族がクライアントのお金を管理した方がいいのか、それとも犯罪に手を出さないようにクライアント管理にした方がいいのか、一般的な対応の見解を知りたい。

クライアントに、無駄なお金はもたせない方がいいです。小遣い制にした方がいいでしょうね。一般的な家庭では、だいたいクライアントである夫は妻から3万円くらいのお小遣いをもらっていることが多い。昼食を食べるくらいで、何か特別に物入りな時だけは奥さんに言って、奥さんが納得がいく費用であれば出す、そうでなければ出さない、というパターンでやる家庭が多いですね。親子関係でも同じです。

ただ難しいケースもある。比較的裕福な家庭で、クライアント本人はいくらか働いてたとえば月7万もらっているというような場合。その7万円を家庭に入れる必要がなく、ほとんどクライアントの自由になるような場合、何となくお小遣いの延長みたいになってしまっている。この場合、その制御が難しい。クライアントだけでなく、家族にとっても、そのお金を何としても守らねばならない、といった切実さに乏しい。ただ、この7万円が野放図に使われたままだと、いつまでたってもギャンブル依存症からの離脱はかなわない。このような状況で、落とし所をみつける（すなわち、金銭を絡めた治療契約をセッティングする）のも、治療者の大事な役割。そ

のためには、家族成員それぞれの金銭感覚をリサーチすることはかなり重要なことです。また、うまく機能する治療契約作りのベースとして、世間一般がどのような金銭感覚をもっているかも常日頃つかんでおく必要がある。

　それから、"犯罪に手を出さないように"ということですが、この発想自体がクライアントを大人扱いしない過保護なものといえます。犯罪であることが認識できない人・犯罪であることがわかっていてその行為を制御できない人であるならば、どんな取り決めを行ったところで、必ず何かの理由で捕まるでしょう。私たちが用意する念書は契約書です。それを反故にすればペナルティがある。そのペナルティを受けぬように頑張るというのは、いわば"大人社会のルール・マナー"です。最低限ともいえるこの了解がされていないクライアントには、「熊木メソッド」は適用できません。

　ゆえに念書は、理性的に適用を計らなくてはならない。たとえば「クライアントが30万円以上借金したのが発覚したら、離婚する」という念書を治療の最初に取り交わしたとします。ある日奥さんが、「彼が3万円借りたことがわかってしまったんです」って、わなわなしてクリニックへやってくる。しかし、3万円という基準はそもそも設定していないわけで、「30万円になるまでは様子をみるしかないですね」って言うしかない。奥さんは辛いでしょうが、彼がなしくずしに借りだして30万円に達しないことを祈るしかない。要するに、その基準を超えたらアウトだし、基準を超えなかったらセーフというだけ。ドライに対応するしかない。たとえば「3万円で警告を発しましょう」っていうルールにはない破格の対応はなしですね。いわば、大人扱い。クライアントがそこを乗り越えてこなければ、未来はないのです。

2 中期の対応

Q19. カウンセリングに来始めてからギャンブルをやっていない期間が長くなり、もう大丈夫と自信がでてきたクライアントに何ができるか。

Q20. ギャンブルをやめている期間が長くなるにつれて、クライアントおよび家族の問題意識が薄れていくことにどう対応するか。

Q21. ギャンブルをやめている期間が長くなるにつれて、クライアントが楽しみとしてこれくらいのギャンブルならいいだろうという気持ちが出てくることをどう扱うか。

　同じような質問なので、3つまとめてお話します。

　ギャンブルをやっていない期間が長くなってきたことについては、もちろんその努力を称えるべきだと思います。しかし、ギャンブル依存症再燃の"火種"というのは一生消えない。依存症は嗜癖と言い換えてもいいでしょうが、これらはすなわち「快感の伴う癖」であり、一度燃え盛ったことがあるものは鎮火した後でも、必ずその火種だけは残っている。そしてその火種は、何かのことで少しでもあぶられると燃え出す。そして一度火がつくと、さらにバーっと燃え盛り、なかなか止まりません。この火種という弱点は、依存症克服後も一生抱えていかなくてはならない。これはギャンブル依存症だけでなく、依存症全てにおいていえる。アルコール依存症でも、薬物依存症でも、買い物依存症でも何でもそう。その点については、クライアントのみならず、家族に対しても、口を酸っぱくして言い続けなくてはならない。

　それゆえに、ギャンブル依存症には完全治癒というものはなく、治るということは寛解することとほぼ同義です。火種を残しはして

いるものの、とりあえず燃え盛るようなことがないように、自分である程度、予備的に対処できるっていう状態。だけどやはり、火種は消えない。肝心なことは、多少の誘惑でも再燃させないような強さを備えることができるようになったか、そもそもギャンブルについて頭を支配されない時間がどれだけ長くなったか、ということです。そしてそこから内省を促していく。だから、ギャンブルをやったかやらないかっていう上っ面の行為・態度だけで判断するのは危険です。ギャンブルをしようとするところからどういう風に離れてきているか、どのくらいギャンブルの囚われから自由になっているかを、本人とつぶさに話をしていく中でその内実を探りだして、人生・生活における自由度を推し測るということですね。

　私は、あるギャンブル依存症者を診ている際、「この人やばいなぁ」って感じる時があります。現時点ではギャンブルをやっていないんだけど、どうもやばい臭いがする。そんな感じがあったら、そのクライアントに直接「近頃、何かおかしなことはない？」って訊くわけですね。で、本当にやばい状況にある人なら、自分がまたギャンブルに対して非常に誘惑を感じだしているところを見透かされる感じがして、ドギマギする。だいたいそこはわかります。目が泳いでいたり、言い淀んだりしますから。このように「おい、大丈夫か！　目を覚ませ！」ってことを時々やらねばならない。

　私の経験では、ギャンブルの怖さというものを思い知った人は、ギャンブルからうまく抜け出た後もずっと治療に通うんですね。内省がしっかり働き、"自分の弱さというものに対して、信頼を置かない"というスタンスを取り続けるようになった人が結構いる。そういう人の場合、「ギャンブル依存の治療が１年もたったから、山を越えたからいいじゃないか」っていうことを言い立てることはない。実は、そういうことを言う人ほど危ない。ただし、治療というものは本人のモチベーションが大事だし、お金もかかるものだか

ら、どうしても続けられないのなら仕方ないんですが。ただ、ギャンブル依存症を甘く見ている可能性がありそうならば、しっかり注意を喚起した方がいいですね。ギャンブル依存症治療というものは、一生ギャンブルについての内的葛藤を抱え続けること、だと思います。そこの部分がわからない人は、やはりまたやるだろうなっていう感じがしますね。ギャンブルへの渇望という"暴れ馬"を、ドードーといいながら一生ならし続けていく、そういう繊細な努力が求められるのです。そこがよくわからない人は、そもそも治療がうまくいっていないんじゃないかな。

　だから、こういう質問をしてくる人がいたとしたら、それ自体が危険信号ではないでしょうか。5年以上通院していて、もう止めたところで再燃はないなと私が実感できるクライアントと奥さんが、現時点で数組あります。しかし、決して通院を止めない。「ここに来ることに意味を感じている」って言いながら、2カ月に1回、顔を見せに来てくれているんです。そういう人って、自分の身の程を知っているっていうか、すごく謙虚な人々です。私という存在が拠り所になっているという感じがすごくあるので、ずっと付き合い続けていますけど。その人たちは、もう一生ギャンブルはやらないと思いますね。

Q22. ギャンブル依存症の完治（治癒）にこだわるクライアントには、どうすればよいか。

　ギャンブル依存症の完治（治癒）についての考えは、先述しましたので、ここでは繰り返しません。ただ一点、申し添えたいことがあります。

　この治療で何よりも目指すべきことは、ギャンブルの依存というものから解放されることにより、思考とか人間関係とか、もっというならば人生というものが豊かになるのを実感してもらえるように

なることです。ギャンブルから自由になっていく方は、その人自身の生活に潤いみたいなものが出てきたり、はつらつとしてきたりする。そしてさらにそれが進むと、生活の細やかなことをすごく生き生きと語りだしたりする。ギャンブルに囚われている人っていうのは、自分の家族をまず顧みないし、家族そのものに関心がなくなる。そして、日常生活の中での小さな喜びを見つけることは全然なくなります。そのような潤いが自然に戻ってくることを、何よりも評価すべきではないかなって思います。それに比べ、ギャンブルをやめている日数をカウントするのは、もっと表層的なことであり、完治という"かたち"に拘ることも、本質的ではないのです。

3 終結期の対応

Q23. 治療終結のタイミングはいつか。

Q24. パートナーや家族への面接は、クライアントの困り度によって必要がなくなることもある。いつまで並行面接を続ければいいか。

　私の考える治療終結のひとつの目安は、まず1年。1年は続けないと話にならないです。1年しっかり治療できたとしたら、それはかなり評価できます。ただし、要所要所で見返しが必要です。私は"総括"っていうんですけど。治療者である私とクライアントが、あるいは奥さんがやってきたことを、あるポイントから見返す。そこで総括をする。また次に別の場所に行って、もう少し高い位置から見渡すようなイメージで、総括する。総括を繰り返すことが、何より重要。昔こんな地点にいたけど、今は随分高いところまできたよねって、お互いに労い合うこと、とりわけ奥さんを労うことが何より大事です。奥さんは、自分の力でどうにもならん部分を負っていて、どんなに頑張っても、当事者であるクライアントが頑張ってギャンブルから離脱しないことにはどうにもならないという状況で、ただ信じるしかないわけですから。我慢に我慢を重ねている。また、たとえばギャンブル離脱半年記念とか、1周年といって、記念日を設けるのもいいですね。この前ギャンブル離脱5周年を迎えたクライアントと奥さんに、「お2人で1回記念品交換したらどう?」って提案したら、記念品を作ってお互いに交換していましたね。「よく頑張ったね」って奥さんが言って、「よく耐えてくれたね」ってクライアントが労ってといった感じですね。それは、一つの例です。

　治療の中で「成功したな、これは」と確信に至るときは、随分先

になるけど、3年経ったところですね。3年っていうのはすごく重要だと思います。安定度が高い人に限っては、3年で一旦治療終結してもいいでしょう。そもそも、安定度が高い人じゃないと、治療継続していることが少ないですね。途中で何らかの理由をつけて離脱するものだから。なかなか理想的に行くケースばかりではないんだけど。クライアントと奥さんに治療終結の要望がないのだったら、3年で終結はしなくてもいい。その場合は、4週ないし8週おきのカウンセリングで状況を確認していきます。時間は短くていいですけど、ずっと状況確認を行っていくことが大切ですね。そこでは、現在そして将来に、彼があるいは彼女がどういう生活を営んで、どういう風な取り組みをしているのかということ、将来にどういう理想を抱いているかということをなるべく具体的に語ってもらって、その自分の生活・人生が連綿と続いていく実感をもってもらうことが大事です。ギャンブルをやる人は刹那主義的な人が多くて、「何でもその場しのぎ」っていう思考の持ち主が多い。それゆえ、これから家族ともども歩んでいくであろう"生まれ変わった人生"の先々を見渡し、その具体的イメージが描けるよう、手伝うことが必要なのです。

クライアントの性格と治療方法との相性

Q25. ギャンブル依存症の克服に GA や入院ではなく、心理カウンセリングが有効なのはなぜか。

Q26. ギャンブル克服にあたって、心理カウンセリングが向いている人とそうでない人がいるか。

　まず最初の質問ですが、GA・入院治療がダメで心理カウンセリングが有効、というわけではないです。ケースバイケースでしょう。実際に GA がダメで、入院がダメで、ギャンブル依存症研究所に来ている人もいますが、逆なケースもあると思います。では各々

の治療にどのような利点欠点があり、どのような向き不向きがあるかということは重要ですから、ここで言及してみましょう。

　私の考えは以下の通り。

　心理カウンセリング（代表的なものとして、内省的な精神療法）は、そもそも内省力が高く、嘘をつくことに対して自責の念が強い、メランコリー親和型（＊1）の人に向いています。

　GA はグループセラピーなので、これに向いているのは循環気質（＊2）の人、疾患でいうなら双極性障害になるような人。感情の起伏が激しく、対人交流をもつのが得意な人。他人と協調することでハリがもてる人ですね。

　入院は、すごく制約される環境で、行動療法的なやり方です。だから入院に向いている人は、意志がもともと薄弱な人で、ためらいなく嘘をつくような人。倫理観が低く、主体性がなく、他責的な人。平たく言うと、人格が幼い人ですね。そういうレベルの人は病院・クリニックの外来では扱えないです。なぜかというと、外来の場合、私たち治療者はせいぜい週1か、2週間に1回しかかかわれなくて、それ以外の時間が圧倒的に長い。それゆえ、そこで悪さをしないだけの意志の強さ、倫理観がある人でないといけない。いうまでもなくギャンブルは強い吸引力をもっているんだけど、それにある程度抗おうとする姿勢が最初からみえる人でないと、成果を得にくいでしょうね。

＊1　メランコリー親和型
Tellenbach H（1961）によるうつ病の病前性格。秩序と規則性を好み序列が尊重される、非常に勤勉、良心的で対人関係においては他者に尽くす（尽力的顧慮）傾向がある。

＊2　循環器質
Kretschmer E の分類による気質の一つ。同調性が高く親しみやすい。陽気で活動的な躁の状態と憂うつで優柔不断なうつの状態との間で気分が変動したり、一方に傾いたりする。躁うつ気質。

Q27. 「熊木メソッド」はどのような場合にも有効ですか。「熊木メソッド」を用いないほうがよいケースはありますか。

先に「熊木メソッド」を、以下のように定義づけました。

「切実なクライアントが、家族との絆を"担保"にした念書を家族と交わし、主体的に自らを制縛する。そして、自ら選びとった"より無害な代償的依存行為"を実践する過程で、人生における精神と思考の自由を再獲得する、ひいてはギャンブルからの束縛も解き放とうとすることを支援する治療法」

ここでとりわけ大切なのは、次のことです。

1) ギャンブル依存症からの脱却について、クライアントが切実であること
2) 念書による自身の制縛も、代償的依存行為の選択・実践も、すべての治療過程において、クライアントが主体的に行うべきであること

そうなれば、この質問の回答は、自ずと明らかになります。

まず、「熊木メソッド」はどのようなクライアント・状況にも有効なものではありません。先述の1) および2)、いずれにも該当する必要があります。

さらに、「熊木メソッド」を用いることで弊害が生じることはあまり考えられませんが、有効性において問題がある場合は当然ある、ということになります。

ゆえに、「熊木メソッド」での治療開始前に、アドヒアランス（adherence：クライアントが積極的に治療方針の決定に参加し、その決定に従って治療を受けること）が不可欠なこととなるでしょう。

（熊木徹夫）

第4章

ギャンブル依存症の克服

■ ギャンブル依存症の発覚

　第1章で述べたように、ギャンブル依存症の問題は非常に深刻なのですが、問題の予防・発見・治療の全てにおいて、ギャンブル依存症は十分な対策がとられていません。他の依存症と比べてもギャンブル依存症の克服が難しいのは、問題の発覚が往々にして遅れがちであるためです。

　問題が発覚しにくい理由として、第一にギャンブル依存症は身体的な問題として顕在化しにくいことがあります。たとえばアルコール依存症の場合は身体に大きな負担がかかるために、内科の受診などによって発覚するケースも多いです。また家族がいれば、飲酒行為を隠し通すことは非常に難しいために、問題の発覚につながりやすいといえます。しかしギャンブル依存症が発覚するのは、消費者金融への貸出の限度額まで借りてしまい、どうにもこうにも返済ができない状態、あるいはずっと家族で肩代わりしてきたけど、もうこれ以上はどうしようもないという状態になったときです。そのため、問題が発覚して、相談に来た時には、相当に深刻な状態に陥っていることが多いのです。

　第二に、本人も周りも、深刻な問題であることや、病気としての認識をもちにくいことがあります。ギャンブル依存症という病名が世間に広く認識されていないことに加え、古くから日本では、賭け

事は「男のたしなみ」と捉えられてきたこともあり、特に男性の場合は問題の認識につながりにくいと考えられます。「夫がもともとギャンブルをしているのは知っていたが、ここまでひどくなるとは思わなかった」と言って来院する家族も多いのが現状です。

　ギャンブル依存症は「否認の病」といわれる通り、本人にも周りにも問題意識が生じにくく、周りが気づいたときには、取り返しのつかない状態になっていることが少なくありません。また周りが気づいたとしても、本人が認めるのはさらに先である場合が多いのです。

ギャンブル依存症の苦しみ

　ギャンブル依存症の重要な問題として「嘘」と「借金」がありますが、ギャンブラーはギャンブルを続けるために、周りに嘘をつく必要が生じます。これが問題の発覚をひどく遅らせることになるのですが、やっかいなことに、嘘に伴う罪悪感は長続きしません。はじめは心を痛めていたはずの嘘も、繰り返すうちに罪悪感が薄れ、ためらいがなくなっていくのです。これは借金の問題と似ています。初めはためらいながら少額の借り入れをしていても、その返済のためにさらなる借金をする必要が生じていきます。だんだんと感覚が麻痺し（感覚を麻痺でもさせないとやっていられないのでしょう）、嘘はより大胆に、借金はより高額になっていきます。

　ギャンブル依存症はその特性上、家族や友人から疎まれることが多いのですが、当の本人の心情も相当に深刻なものです。嘘や借金が増え続けると、次第にそれらから抜け出せなくなっていきます。そしてこれまでの嘘や借金が家族に露見して見放されることを避けようとするならば、ギャンブルで大勝ちして、全てをなかったことにするしか方法がないと思い込むのです。それが不可能なことは、今までの経験を考えればわかることですが、当の本人にはそれしか

道が考えられません。

　ギャンブル依存症の人とお話していて、驚かされたことがあります。それは、事のすべてが家族にバレて、離婚の危機にあるというのに、多くのギャンブラーは、意外にもほっとしているということです。「嘘をつき続けることや、借金を重ねること」から解放されたためです。ご家族のみならず、誰にも本音を話せず、借金が膨れ上がる恐怖に常にさらされているギャンブラーもまた、苦しみ続けていたのです。

克服への第一歩は病識をもつこと

　このように、ギャンブル依存症である本人に病識（自覚）が生まれた状態が、克服への第一歩となります。しかし残念ながら、この病識が生まれる状態になるまでには、長い時間がかかるケースがほとんどです。第1章の図6（P.24）の当院データをみると、初めて借金をした平均年齢が26歳である一方で、初来院時の平均年齢は36歳です。ギャンブルのために借金をした時点で、すでにギャンブル依存症になっていると考えられるため、発症から来院に至るまで、平均でおよそ10年間の保持（放置）期間があることになります。そして来院した頃には、本人にも家族にもどうにもできないほどの借金が残され、家族は途方に暮れています。これまで一緒に過ごした時間は何だったのだと、裏切られた気持ちでいっぱいになります。

　しかし病識をもったことで、克服への活路がみえてきます。ギャンブラーもその家族も、「これまで苦しみ続けてきたのはギャンブル依存症という病気のためだったとわかると、これまでのどうにもならなかった状態から一転し、今後の希望をもつことができます。

　ギャンブル依存症もアルコール依存症も、「依存症」と名のつくものは、往々にして本人の意志の弱さや性格に原因があると思われがちですが、そうとは言い切れません。しばしば、ギャンブル癖が

落ち着いたクライアントさんが、過去の自分の状態のことを「悪魔に取り憑かれていた」と表現することがあります。周りで見ていたご家族も、まさにそんな状態であったと振り返ります。そんな状態では、自分の意志で行動をコントロールすることも至難で、他者の意見に耳を貸すことなどほとんどできません。こうなるともう、ギャンブル依存症は「本人の意志」の問題を飛び越えてしまっています。「意志」が働かなくなっている状態こそが依存症なのです。そんな中で、何はともあれ意志を強くもとうと心がけることや、家族と誓約を交わすことは、ほとんど意味をもちません。しばらくはギャンブルをやめていても、1年ともたずにまた借金を始めるでしょう。家族は失望し、再びギャンブルに手を出してしまったことにギャンブラー本人も自責感に襲われ、自信をなくしていきます。まずは、その負のループから抜け出すことが大切です。病識をもつことで、ギャンブル依存症は「本人の意志」だけで何とかなる問題ではないのだと、自他ともに認められることが、克服への大きな第一歩なのです。

家族にできること

家族に問題意識があっても、本人にはない場合、どうすればよいのか。このように悩んでいるご家族も多いと思います。実際に、ご家族だけでカウンセリングに来られる方もいます。

本人に問題意識がないということは、実のところ本人が現状困っていないということになります。したがって、家族のできることは、本人が「困る」ように促していくことです。つまり、借金の肩代わりをしない、自分のしたことの責任は自分でとらせるということを徹底することです。ただし、これは家族にとっても非常につらいことです。苦しむ家族を放っておかなくてはならないのです。しかしそこで情に流されて手助けをしてしまえば、ギャンブラーの思

う壺になりますし、回復への道は遠のくでしょう。

　カウンセリングにおいても、実は困っていない人のカウンセリングは非常に難しいのです。無理やり連れて来られた場合などがそれに当たりますが、困っていない人は、わざわざ現状を変えようとは思わないものです。逆に言えば、困っていることは変化の原動力となります。家族がギャンブラーを不憫に思い、借金の肩代わりをすることは、本人の「困り感」を取り除くことであり、本人の変化への意欲を軽減させ、結果として回復への道筋を失います。そのため、家族も相当の覚悟をもって取り組んでいく必要があります。

　そこで、私たちはご家族へのカウンセリングも重視しています。ご家族へのカウンセリングの目的は、以下の4点です。

　1つ目は、これまで苦しみながらも支えてきたご家族への心理的なサポートを行うことです。ギャンブル依存症のケースでは、夫のことが信じられなくなり、ちょっとしたことで家族は疑心暗鬼になってしまいます。加えて借金の問題ものしかかり、ご家族には精神的に強い負荷がのしかかってきます。うつ病などを呈するご家族も少なくありません。まずはご家族の方から、生活を立て直し、自分の楽しみを見出していくことが大切です。それがひいては、ギャンブル依存症本人の回復にもつながります。

　2つ目は、ギャンブル依存症本人へのかかわり方や支え方を考えることです。特に金銭管理は重要で、ご家族の方に適切に管理していただくのが一番よい方法です。その他にも、ギャンブル依存症本人と適度に距離をとった支え方（あまり密接しているのはよくありません）を考えていきます。

　3つ目は、ギャンブル依存症本人の家での様子や態度を伺うこと、またご家族の思いや希望を伺うことです。これらにより、問題の見立てをより適切に行うことができます。またご家族の思いを取り入れながら進めていくことで、家族全体の望む方向へと向かうカ

ウンセリングができます。

最後4つ目は、ご家族が一緒に来てくれることが、本人がカウンセリングを続けていくためのモチベーションになるということです。特にギャンブル依存症のケースにおいて、本人が1人で通い続けるのはなかなか難しいことですし、問題意識が薄れてしまうことがあります。ご家族と一緒に来ていただくことで、本人に適度な緊張感や危機感が持続し、モチベーションの維持が可能になることも多いのです。実際に当院でも、ギャンブラー本人が1人で通う場合より、ご家族が同伴される場合の方が、モチベーションが高く、継続率が高いです。ご家族が一緒に問題に取り組んでくれるということそのものが、本人にとって大きな力となっているのですね。そのため、私たちは数回に1回でも、ご家族が一緒に来院することをお勧めしています。

問題の見立て

ギャンブル依存症の人やご家族がやってきたとき、私たちカウンセラーはまず「問題の見立て」を行います。「アセスメント」ともいいます。ギャンブル依存症の重症度については GA が作成した「ギャンブラーズ・アノニマス 20 の質問」（1 章-1　表3［P.9〜10］参照）を用いています。ただし、客観的な重症度にこだわりすぎず、主観的な「本人や家族の困り具合」を考えることも大切です。

実際のカウンセリングの中では、基本的には以下のようなことを伺っていきます。

・いつからギャンブルを始めたか
・ひどくなった時期はいつか。その時に何があったか
・どんなときにギャンブルに行ってしまうか
・ギャンブルに行くことで何が得られるか

このような質問を通して、何が問題になっているのか、変えられ

そうなところはどこかを探っていきます。空いた時間にギャンブルに行ってしまうことが多いのであれば、後に紹介する「無害な依存」への移行を考えていきます。本人に問題意識があまりない場合には、心理教育的にギャンブル依存症について説明を行ったり、ご家族の困り感について考えることから始めていきます。先を見通す力が弱いことが問題になっている場合であれば（ギャンブル依存症の人はこれが苦手なことが多いのですが）、心理検査・知能検査などを実施してその人の能力や特性の凹凸を探り、得意なところで苦手なところをカバーしていく方法を考えていきます。

　他に躁うつ病や、統合失調症の可能性がある場合には、ギャンブルは二次的なもので、本質ではないことがあるので、そちらの治療を先行させるために医療機関との連携を考えていきます。

　このように、様々な場合がありますが、カウンセリングでは何が問題になっていて、今はどういう状態で、どのようにしていけば状態が改善していくのかをアセスメントして、一人ひとりに合った克服への道筋を考えていきます。

　ただし、初めはカウンセリングに抵抗を示すギャンブラーが多いことも事実です。初めてカウンセリングに訪れた彼らはほとんどの場合、隠していた借金やギャンブル癖がつい最近家族にバレてしまった直後であり、頭を垂れてやってきます。そして「もう二度とギャンブルはしない」、「ギャンブルをする気は全くない。したいとも思わない」、「自分に治療は必要ない」と訴える人がとても多いのです。しかし、そこで思い出してみてください。前回借金をこしらえ、家族にバレたときも、全く同じことを言っていたのではないでしょうか。確かに今現在、行きたい気持ちは本当にないのでしょう。けれど、それが今後も持続する可能性は限りなく低いのが現実です。

　「今現在、ギャンブルに行くつもりはないのに、カウンセリング

は必要ですか？」と聞かれることもよくあります。今は行く気がないのだったら、今カウンセリングに通う意味はあまり見いだせないのは当然のことだと思います。しかし、いざ行きたくなってしまった時、はたしてその気持ちを1人でどうにかできるでしょうか。ほとんどのギャンブラーが、その衝動に火がついてしまえば、そのままギャンブルに行ってしまい、借金を始め、嘘を重ね、再び家族の信頼を失うことになるでしょう。そうなってしまってからでは遅いのです。行く気がない、理性が働く今だからこそ、対処方法を考える意味があるのです。

ギャンブル依存症の「火種」

　カウンセリングをしていると、「何回通ったらよくなりますか？」、「どうなったら克服したといえますか？」といった質問をよく受けます。長年ギャンブル臨床に携わっている当研究所代表の熊木は、その質問こそ「ナンセンス」だと言います。

　「依存症」は一度火がついてしまったら、その火種は一生くすぶり続け、消えることがないのです。一度「依存症」まで陥ってしまった場合、「パチンコを適度に楽しむ」ということはできません。ギャンブル依存を克服したいと思うのなら、アルコール依存と同じで、減酒ではなく、断酒をしなければならないように、お酒を飲みたい！　パチンコをしたい！　という欲望をコントロールし、一滴もお酒を飲まず、一度たりともパチンコ店に行かない生活を続けなければいけません。そうでないと、何年パチンコを断っていても、たった一度の出来心で心の奥に消えずに残っていた火種に再度火がつき、これまでの努力・苦しみが一瞬で水の泡になってしまうものなのです。くすぶっていた火種は、鎮静期間を経て再度火がつくことで、以前にも増して激しく燃え上がるかもしれません。「依存症の克服」に関連して、興味深い話があります。

日本の隣国韓国では、パチンコに依存し生活が破綻してしまう者が絶えなかったことから、2008年6月に法律でパチンコが全面禁止されました。そのため、人々は強制的にパチンコを断つことを余儀なくされていたのですが、その法律が施行されてから5年ほど経った頃、日本への「ギャンブルツアー」が韓国の旅行会社によって企画されました。結果、ツアーは大盛況。ツアー参加者たちは数日間の旅行日程のうち全日を、日本でのパチンコ・スロットに費やし、大負けして帰国したといいます。

　この話からわかることは、ギャンブルを断って、1年経っていようが5年経っていようが、一度依存した人のギャンブルへの憧憬は完全に消えることはなく、些細なきっかけさえあれば、コントロールできたと思っていたギャンブルへの欲望がいつ再燃してもおかしくないということです。

　つまり、この先ずっと「依存症」と付き合っていくしかないのです。それでもあえて「ギャンブル依存症の克服」を定義するとしたら、「これから先絶えることなく続く、ギャンブルをしたいという欲望をコントロールし、しないで自制している"状態そのもの"」であるといえるでしょう。

より無害な依存をつくる

　では、どのようにすれば「行かないで自制している状態」を保つことができるのでしょうか。これは人によって方法を考えなければいけませんが、空いた時間を持て余してパチンコに行ってしまっているような場合は、その時間をパチンコ以外にどのように使っていくかを考えます。「ギャンブル依存症なんて、所詮自分の気持ちのもちようだから、やめてしまえばいいだけだ」という意見もありますが、長期間にわたって形成されたギャンブル依存症は極めて強固なもので、無理矢理ギャンブルをやめて我慢しさえすればいい、と

いうのは、本人にとって拷問に近い苦しみです。

　私たちは、ギャンブル依存症という極めてたちの悪い依存症から、別の「より無害な依存」、つまり無害な趣味への置き換えを提案しています。これを熊木は"禁煙パイポ理論"とよんでいます。「禁煙パイポ」という禁煙用グッズがかつてヒットしました。「禁煙パイポ」の中身はハッカです。すなわち、タバコのニコチン依存症から、ハッカ依存というより無害な依存に置き換えるという発想です。

　これはギャンブル依存症の克服においても、非常に大きなヒントになります。何かに依存することでストレスを発散したり、日々の楽しみを見出す人は思いの外多いものです。甘いものや買い物が大好きな女性や、アルコールやタバコがやめられない男性も多いですよね。あらゆる依存・嗜癖を取り払うと、本当に生きづらくなってしまいます。

　「より無害な依存」に適しているものとしては、以下の条件に合致するものが望ましいと考えています。

1. **快楽的なこと**
2. **ハマることのできること**
3. **1人でできること**
4. **他人に害を及ぼさないこと**
5. **お金があまりかからないこと**

　順に解説していきましょう。

　1について、自分自身が本当に楽しいと思えることを見つけるのは、案外難しいものです。特に、ギャンブル依存症の人は、自分の感覚や感情に少し鈍感な人が多いような印象があります。その場では楽しかったり、何も考えずにいられても、その後すぐに後悔するようなことを続けていると、その人は自分が本当に幸せになれることや、楽しめることが見つけにくくなっているでしょう。ですか

ら、簡単なことではありませんが、時間がかかっても自分に合った、楽しいと思える趣味をみつけていかなければなりません。それには、自分の身体と向き合い、身体に聞いていくことが大切です。何が自分にとってよい代替依存なのかは、理屈ではありません。他の人の趣味や意見を参考にするのはよいのですが、最終的には自分が自分で確かめて、選んでいくことなのです。

　２について、ハマることができるということは、１の快楽的であるということはもちろんですが、その物事の取り組みやすさが重要になってきます。いくら楽しくても、電車を何度も乗り継いで行かなくてはできないようなことでは、長く続けることは難しいでしょう。ギャンブルにハマる人が、その理由の一つに、ギャンブルの身近さをあげることがよくあります。パチンコ・スロットなどは日本のどこにいてもできますし、競馬や競艇なども、最近では開催場所に行かなくても、インターネット上でできます。ギャンブルほど手軽な趣味をみつけることは難しいかもしれませんが、ギャンブルの誘惑に負けないためには、負けず劣らずのものをみつけていく必要があります。また、あまりにストイックなものも適していません。たとえば、トレーニングジムやボランティアなどです。もちろん、それらの代替依存が自分に合っている人もいるので一概にはいえませんが、いきなり目標やハードルの高いことに挑戦すると挫折しやすいので、取り組みやすいものから取り組んでいくといいでしょう。

　３について、無害な依存をつくる目的は、空いた時間をギャンブル以外に使うことですので、常に人と予定を合わせなければできない趣味はあまり適していません。たとえば、サッカー、野球といった球技などがそうです。もちろん、時間のあるときに仲間とプレーすることはいいでしょうが、仲間がいないとできないスポーツであれば、結果として空いた時間ができてしまうことになり、ギャンブ

ルに手を出してしまう確率が上がります。できる限り、自分がしたいときに1人でできる趣味が望ましいです。

4、5については言わずもがなですが、ギャンブルのように人に迷惑をかけたり、大金を使うような趣味では本末転倒です。たとえば、ギャンブルはやめたけど、アルコールに依存をしているようでは意味がないのです。お金のかかることについては、人によって感覚が違いますが、続くかわからないことに多額の初期投資をするのはあまりよくないでしょう。少しずつ始めてみて、自分に合っているようであれば本格的に取り組んでいく方が、金銭的にも無理のないやり方です。

では、具体的にはどんなことがよいのか。これまでクライアントさんとお会いしてきた中で、「これはうまくいった」と報告を受けることの多い趣味の一つに、「1人カラオケ」があります。人によって好き嫌いはあるでしょうが、カラオケ店はどこにでもあるために行きやすいことや、1人で思い切り歌うことでストレスが発散できることが、うまくいく秘訣のようです。「1人で行くなんて」と思う方も、行ってみると意外とハマる方も多いのです。趣味がみつからずに困っている方は、一度試してみるといいかもしれません。

カウンセリングでは、一人ひとりの特性や状況に応じて、どのような代替依存が適しているかを一緒に考えていきます。試してみてうまくいかなくても、なぜうまくいかなかったのかを考えます。そしてまた違うものにトライして、それがどうだったかをカウンセラーと話し合っていくというのも、治療的な営みであるといえます。

認知行動療法によるカウンセリング

一方で、「別の趣味に打ち込めるくらいなら苦労しない」という

声があることも事実です。ここからは、もう少し専門的なアプローチについてご紹介します。

近年注目されているカウンセリングの方法の一つに、「認知行動療法」というものがあり、この心理療法は依存症に対しても効果的であるといわれています。認知行動療法とは、物事の捉え方（認知）や問題への対処の仕方（行動）を変えることで、問題解決を目指す心理療法です。うつ病を始めとして、パニック障害、社交不安障害、強迫性障害、PTSD（心的外傷後ストレス障害）などの不安障害や、睡眠障害、摂食障害など、多くの精神疾患にその治療効果が実証されており、認知行動療法は「エビデンス（根拠）に基づく心理療法」として注目を集めています。

ギャンブル依存症については、認知行動療法の代表的な手法である「機能分析」を用いると理解しやすくなります。機能分析は、ある習慣行動（今回の場合は、ギャンブル行為）がクライアントにとってどのような意味や目的をもち、どのようにして行動が維持されているかを分析し、その行動変容を目指すアプローチです。このアプローチでは、たとえ自分や周りからはそうは見えなくても、人の行動には何らかの意味や目的のあるものと考えます。つまり、なぜその行動をしているのかという、その行動のもつ「機能」（役割）を考えていくのです。

次のような例で考えてみましょう。Aさんは現在35歳で、営業の仕事をしています。家には妻と1歳半の娘がいます。仕事は忙しく、夜遅くなることが多いのですが、仕事が思ったより早く終わった日にも、Aさんはすぐに家に帰るのをためらってしまいます。なぜならば、今家に帰るとちょうど妻が子どもをお風呂に入れ、寝かしつけているところでばたばたしており、自分も手伝わなければならない、家でもゆっくりできないと思うと、帰るのが億劫になるからです。ある日Aさんは仕事が早く終わった帰り道、たまに行っ

ているパチンコ屋に寄り、持っているお金のほとんどを使ってしまいました。そうして家に帰るとすでに子どもは寝ており、家で静かに過ごすことができました。しかしAさんはその日1日で今月のお小遣いを全て使ってしまい、妻に何と言って追加でお金をもらおうか頭を悩ませています。

　Aさんの場合、「仕事が早く終わる」「家に帰ると育児をしなければならない」ことが先行刺激（きっかけ）としてあり、「パチンコ屋に行く」という行動を起こします。結果として「育児をしなくて済み」、「家で静かに過ごすことができ」ますが、中長期的にみると「妻にお金をもらうための言い訳を考えなければならない」という状況に陥ります。この考え方は、先行刺激（Antecedent）、行動（Behavior）、結果（Consequence）のそれぞれの頭文字を取り、ABC分析ともよばれています。つまり、Aさんは、「パチンコ屋へ行く」という行動により、「育児をしなくて済む」、「家で静かに過ごすことができる」というメリットがあるために、「仕事が早く終わるとパチンコ屋に行く」という行動が助長されてしまっているのです。

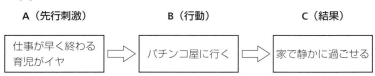

　この悪循環を変容させるための方法として、以下のことが考えられます。

　1つ目は、先行刺激、つまりきっかけをなくすことです。「仕事が早く終わる」、「家に帰ると育児をしなければならない」状態をなくすために、早く仕事を終えてパチンコ屋に行ってしまうくらいならば、いっそのこと会社で何か仕事をみつけて長引かせるとよいか

もしれません。また、そもそも育児に積極的にかかわれるようにすることもよい方法です。普段から父子のかかわりを増やすことで、育児が負担に感じにくく、むしろそれで喜びが生まれるようであれば、パチンコに行くきっかけがなくなります。他にも、パチンコの情報から遠ざかる、パチンコ屋の近くは通らないなどの工夫も考えられます。

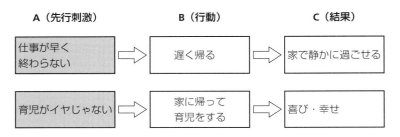

2つ目は、行動と結果の結びつきを弱くすることです。つまり、パチンコ屋に行っても行かなくても家で静かに過ごすことができる状態を作ることです。たとえば、ご家族が「疲れているのならゆっくりしていていいよ」と声をかける、子どもを寝かしつける時間を早めるなどのことです。ただし、これはご家族の無理のない範囲で取り組んでほしいことです。

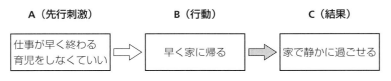

3つ目は、行動を変えること、つまり「仕事が早く終わる」ときの代替行動として、上述した、他のより無害な依存対象や、趣味を模索していくことです。帰る時間を遅らせるために、たとえば漫画

喫茶に行くなど、他の行動で置き換えてみて、パチンコ屋に行くときと同じ結果（家で静かに過ごすことができる）が得られれば、その行動は代わりの行動として十分に役割を果たしていることになります。

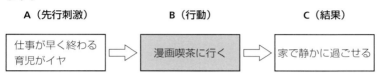

A（先行刺激）　　　　B（行動）　　　　C（結果）

仕事が早く終わる／育児がイヤ　→　漫画喫茶に行く　→　家で静かに過ごせる

　これらの工夫によって、行動を変えても、似たような、あるいはそれ以上の結果が得られる体験を繰り返すと、今度はその代替行動が助長されていくことになります。中長期的には悪影響をもたらすギャンブル行為は、この過程で自然と減っていくはずです。

　これは一つの例ですが、実際にはクライアントさん一人ひとりからじっくりとお話を聞き、取り組みやすそうなところから取り組んでいきます。そして次回までの「宿題」という形で、いろいろな方法を日常で試してもらい、うまくいかなかったのはなぜか、うまくいったのはなぜかを検討し、どのようにして今後も続けていくかを考えていきます。

　今回は「機能分析」という手法を取り上げましたが、認知行動療法には他にも様々な手法があります。たとえばストレスにうまく対処できずにパチンコで発散している場合、行動を置き換えるよりも、ストレスにうまく対処できる方法を考えた方がよいかもしれません。このように一人ひとりに合わせて様々な方法を考えて取り組んでいきますが、認知行動療法の最終的な目標は、自分で自分のカウンセリングができるようになること、つまり、自分で自分の問題にうまく対処できるようになっていくことです。

ギャンブル依存症が克服できたということ

　ギャンブル依存症の人、つまりこれまで頭の中のほとんどがギャンブルで占められ、時間を潰したり、楽しめる方法がギャンブルしかなかった人にとって、それが他の行動に置き換わることはとても大きな変化です。パチンコで楽しい思いをしたり、ストレスが発散できると、人はその快感にとらわれ、他の手段を見失います。しかし他の方法でも、楽しむことや、ストレスを発散することは十分に、むしろギャンブル以上にできるのです。なぜなら、ギャンブルはその場では楽しめても、その場限りのものだからです。

　自分に合った「代替行動」「より無害な依存」をみつけられた人は、おそらくその行動によって、ギャンブルで得られる以上のものを得られると思います。嘘をつき続け、借金に追われる日々から開放され、純粋に物事を楽しめるのです。ずっとギャンブルを続けてきたクライアントさんが、昔続けていた水泳を再び始めた時、「なんで自分はこの楽しみを忘れていたんだろう」としみじみと振り返っていたことが印象的でした。ギャンブル依存症になると、これまで楽しめていたことでさえも、楽しみとして認識しにくくなっていくのですね。このように、頭の中のギャンブルの割合が段々と減っていき、他のことで占められ、楽しさや幸福感を味わえるようになっていく、それが克服に向けた道筋なのです。

　「今が幸せ」と思えるようになるまで、長い時間はかかりますが、取り組むだけの大きな価値のあることです。自分や家族の幸せのために、一歩踏み出してみてください。

（K）

第5章

ご家族の方へ

■ ご家族のためのギャンブル依存症講座

　ご家族のかかわりが重要といわれるギャンブル依存症。ここでは、ご家族の対応のポイントをまとめました。
1. 借金の肩代わりはしない
2. 余分なお金は渡さない
3. 暇な時間をつくらない

それぞれについて詳しくみていきましょう。

1. 借金の肩代わりはしない

　ギャンブル依存症のケースで、家族が代わりに本人の借金を返済する、いわゆる肩代わりというのはよく耳にする話です。しかし、この行為、実は本人にとって非常によくありません。というのも、借金を家族が立て替えることで、家のお金＝自分のお金というような錯覚に陥りやすくなるためです。すると、本人の中で「まだ使っても大丈夫」というデッドラインが後ろ倒しされてしまうのです。さらに、借金をしても「なんとかなった」体験は、借金のハードルを今以上に低いものにし、繰り返す一因となります。加えて、借金を自分で返す苦労を知らないので、当事者意識が薄れていくことも問題です。

　では、借金に対して家族はどう対処したらいいのでしょうか？

大切なのは、何が何でも本人に返させることです。本人に任せていたら、利息分しか減っていかない！　というご家庭は、家族が立て替えて一括で返済するのは構いません。ただし、立て替えた分は、たとえ月に１万ずつでも全額家族に返済させるようにしてください。その点は、いくら家族といえども借用書を作ってリジットに行うことをお勧めします。

　また、お金の管理を本人に任せるのは心配だから、毎月給料から返済用のお金を天引きしている、というご家庭もよく聞きます。このやり方も現実的ですね。ただし、一度も現金が手元に来ないまま、借金だけ減っていくというのはやはり、当事者意識の希薄さにつながります。当事者意識を本人がもち続けるためには、自分でつくった借金を自分で返すという体験が重要です。具体的には、たとえば、「借金返済の場面に本人を連れて行き、ATMの操作をさせ、機械に現金が入っていくところを一緒に確認する」だとか、「給料を一度全額渡し、そこから改めて、返済用のお金を本人に手渡しさせる」など、儀式的なやりとりを取り入れることが有効です。副業をさせるというのも一つの手でしょう。

　ここで一つ、気をつけなければいけないのが、厳しすぎる条件を突きつけないということです。あまりに厳しすぎる条件を提示してしまうと、フラストレーションが溜まったり、自信をなくしてしまったりして逆効果になる場合があります。短期間で一気に返済するより、長く続けるということを意識して、月々の返済額や副業のボリュームは、本人が無理なく続けられる範囲を一緒にみつけていくことが大切です。

2. 余分なお金は渡さない

　「お金は全く渡さなくてもいいんでしょうか……？」。こちらもご家族の方からよく寄せられる質問です。ご家族は、お金を渡したら

またギャンブルに使われるのではないかという不安と、お金を渡さないことで本人のプライドが傷ついたり、ストレスが溜まるのではないかという心配の間で葛藤します。結論からいうと、ギャンブル依存症者に対しては、（特に初期の段階では）余分なお金は渡さないというのが大原則になります。長年染み付いたギャンブル癖を断ち切るためには、強制的に「ギャンブルに行けない状態をつくる」段階も必要なのです。そのためには、余分な現金を渡さない、クレジットカードの類を預かるということはもちろん、場合によってはお金を借りられないように、身分証も家族が管理する必要があります。当院を利用されているご家族の方々は、「通勤に必要な額だけICカードにチャージして渡す」、「昼食代に毎朝1000円だけ渡す」など、工夫をして余分な現金を持たせないようにされています。本人の生活スタイルに合った方法をみつけることが重要ですね。

　他方、やっぱり全くお金を持たせないのは辛いのでは……と、本人を心配されるお気持ちもわかります。しかし、ギャンブル依存症者は、ギャンブル資金を調達するためとあれば、実に豊かな発想力を発揮し、いかにも本当らしい嘘をつきます。現金やカードを預かったところで、お金を借りる手はいくらでもあるのです。そのような状態にある当事者の方は、ギャンブルのために借金をした後ではっと我に返り、自責の念に駆られて失踪や自殺企図に走ることが少なくありません。家族による金銭管理は、家族だけでなく、本人を守るという意味でも、特に離脱初期は必要な対応なのです。

3. 暇な時間をつくらない

　ギャンブル依存症者がギャンブルを求める理由として、「スリル・興奮」と同じくらいよく語られるものに「暇つぶし」があります。ギャンブルの目的を「暇つぶし」と語る人々には2つのタイプがみられるような気がします。1つは、家庭に問題があるため、帰

りたくないタイプ、もう1つは、空いた時間を上手く使うことが苦手なタイプ。

1つ目の、家庭に問題があるタイプとは、数としては少ないのですが、ギャンブル依存症のケースには一定の割合でみられる印象を受けます。彼らは、文字通り、居心地の悪い家庭にまっすぐ帰りたくないため、家族が寝静まるのを待つようにギャンブルで時間をつぶすのです。問題とは、妻や両親、あるいは息子との関係といった、人間関係にかかわるものがほとんどです。

2つ目の、時間を上手く使うことが苦手なタイプは、ギャンブル依存症者に非常に多いという印象です。彼らは、とにかくやることがない時間を嫌います。けれども、時間の使い方にそう多くのバリエーションをもち合わせていません。そのため、時間をもて余すとついつい、手慣れたギャンブルに走ってしまうのです。

「ギャンブルの目的＝暇つぶし」の場合、問題は難しいけれど、シンプルです。家庭に問題がある前者であれば、家族の対応として必要とされるのは、当該の問題解決に取り組むこと、そして上手な時間の使い方が苦手な後者であれば、一緒に時間を過ごすことといえます。つまり、本人がひとりで消費しなければいけない暇な時間をできる限り少なくするのです。そうすることで、ギャンブル依存はずいぶんと改善されることが期待されます。

ご家族からのQ＆A

ここからは、ご家族の方から寄せられることの多い質問を、熊木の回答と併せてご紹介します。

＊＊＊＊＊＊＊＊＊＊＊＊＊＊＊＊＊＊＊＊＊＊＊＊＊＊＊＊＊

Q ギャンブルをする友人ばかりの環境でも克服できる？

主人は数年前、ギャンブル依存症と診断されました。

あと一歩で克服というところで、昔のパチンコ仲間から連絡があ

り、一緒にパチンコに行かないかというのです。パチンコはやめたい。でも友だちが減るのも嫌だった彼は、ギャンブルではなく、「友人付き合い」のつもりでパチンコに行ったと言います。でもそれが間違いでした。久しぶりにやったパチンコで、また昔の状態に戻ってしまったのです。

　考えてみると、主人の周りはパチンコをやる友人ばかり。このような状況ではギャンブル依存症から抜け出すことはできないのでしょうか？

〜〜〜

A　大切なのは脱ギャンブル・カルチャーを創り出すこと

　友人との付き合いで、ついついギャンブルに行ってしまうというようなことは、よくあることだと思います。そもそもギャンブルをやるカルチャーというものがあり、また反対にギャンブルをやらないカルチャーもあるわけです。ギャンブルをやるカルチャーに属していない方は、ギャンブルをする機会がまるでないということになります。一方で、ご主人がそうであるように、ギャンブルをやるカルチャーに属していると、なかなかギャンブルから足を洗うことができない、あるいは、もともとやる習慣がなくても自ずとギャンブルを知ってしまうことになるでしょう。

　ご主人には「このままではダメだ」という問題意識があるようなので、ハマりこまないような娯楽をみつけて、それに時間を費やしていくことはできると思います。むしろ逆に、ご主人が新たに見出した娯楽に友人たちを誘って行くことで、脱ギャンブル・カルチャーを作り出していくという発想が大事になっていくでしょう。

＊＊＊＊＊＊＊＊＊＊＊＊＊＊＊＊＊＊＊＊＊＊＊＊＊＊＊＊

Q　ギャンブラーは恋愛対象外？

　私の兄は30代男性です。仕事は某大手メーカーに勤めていて、稼ぎも貯金も、昨今の日本経済を考えると悪くない方だと思います（同世代の平均以上）。

　ある日、女性との付き合いについて悩んでいると相談を受けました。よくよく聞いてみると、趣味であるギャンブルが障害となって上手くいかないのだとか。ギャンブルといっても、10代で始めた競馬とパチンコを、給料の範囲内でやる程度です。投資金額もしっかりと決めていますし、競馬もパチンコも研究して臨みますので実際に勝つことの方が多いようです。

　お金儲けを考えない趣味程度でも、ギャンブルをする男性は女性とお付き合いできないのでしょうか？　私はギャンブルはしませんが、男性だからなのか、女性がギャンブラーを嫌厭する気持ちがなかなかピンときません。

〜〜〜

A　ギャンブラーとの将来は描きにくいのが現実。ギャンブルへの情熱を他のことに向けては？

　女性が、ギャンブラーであるあなたの兄に対して、警戒心を抱いているのはなぜか、ということですね。女性は、男性と付き合おうとするとき、多くの場合将来結婚して一緒に暮らしていくことを考えます。その際、お兄さんが仮にギャンブル依存症になってしまったとき、大変な未来を共有しなくてはならないかもという警戒心を抱かずにはいられないのでしょう。今はお兄さんもギャンブルを趣味としてうまく飼いならしているつもりでしょうけれども、今後ギャンブルにハマり込まないという保証はありません。というのは、お兄さんと同じように、ギャンブルを何気なく始め、趣味の域を越えなかった方々が、5年10年しているうちに、ある時を境に、急激にギャンブル

にハマり込んでいくということが稀ならずあるからなのです。実際そのような事態は、我々の診察室でも非常によく見聞きすることです。それゆえ、ギャンブルをあまり甘くみてはいけません。

　ところで、これだけギャンブルについて研究熱心な方であるならば、恐らくギャンブルでなくても、いろいろな方面で力を発揮できるのではないかと思います。お兄さんがもし合理性を追求するなら、別のことにエネルギーを振り向けた方が、もっと多くの成果を得ることができるのでは？　と、ご家族であるあなたから話してみるのもひとつの手立てですね。

****

Q　本人にお金を渡すのはどんな場合でも御法度？

　ギャンブラーの家族の自助グループにギャマノンというものがあるそうです。ギャマノンでは、「本人にお金を渡してはいけない」というルールがあるようですが、たとえば、夫が家事や仕事を手伝ってくれた場合に、報酬（お小遣い）という意味でもお金は渡してはいけないのでしょうか？

〜〜〜

A　ギャンブルの資金にならないお金なら……

　ギャマノンのいう「本人にお金を渡してはいけない」というのは、夫にギャンブルの軍資金を与えるべきではない、という意味でしょう。手伝いに対しての正当な報酬はもちろんあっていいと思いますが、ひとたびギャンブル依存症になったという方に対しては、やはり使い道の管理をした方がいいと考えます。

****

Q　何度約束しても約束を破る夫。もう離婚しかない？

　ギャンブル（主にパチンコ）で何度も借金をする夫がいます。先

日、とうとう3度目の借金が発覚し、離婚を覚悟に、今後ギャンブルは一切しないと約束してもらいました。

ところが、それから数週間もしないある日、夫から電話がかかってきて、今パチンコ店で大当たりが出ていて、10万円ほど儲かりそうだと悪びれもせず言うのです！　私は、怒りを通り越して呆れていました。これまでは、子どものために我慢に我慢を重ねてきましたが、ここまでくるともう離婚するしかないのでしょうか……。

～～～

A　離婚は最終手段。まずは専門家に相談することをお勧めします

ギャンブル依存症者の特徴としては、今ギャンブルですったお金も、もっとやっていればどこかで必ず取り戻せる、というような一種のミラクル思考があります。このような考えに強くとらわれている時には、少しばかりのお金を手にしただけでも、「これで一山当てれば、今までのことは全部チャラだ」というような考えになる傾向があります。

万事"結果オーライ"といった、このような姿勢は、非常に危険なもので、反省など微塵もしていないことの証となります。また、家族であるあなたが意を決して交わしたこのような約束も、残念ながら反古にされることが少なくありません。ギャンブル依存症の家族との関係で苦しんでおられるあなたにとっては、離婚もひとつの選択肢だと思います。ただ、もし、あなた方ご夫婦が、まだ専門機関にかかられていないのであれば、離婚という選択をする前に、一度専門家に相談をした後、決断するというのも手かもしれません。

＊＊＊＊＊＊＊＊＊＊＊＊＊＊＊＊＊＊＊＊＊＊＊＊＊＊＊＊

Q　月給のほとんどを使い込む彼はギャンブル依存症？　結婚し

ても大丈夫？

　彼氏についての相談です。私の彼氏は35歳で、とてもやさしい人です。結婚も考えています。ただひとつ心配なのが、ギャンブルについてです。借金がないので、病院にはまだ行っていないけれど、私は、彼は依存症なのではないかと思っています。なぜなら、月給のほとんどをギャンブルに使い込んでしまうからです。これって依存症ですか？　こんな彼と結婚しても大丈夫でしょうか？

〜〜〜

A　肝心なのは、ギャンブル依存症の彼と一生をともにする覚悟があるか

　　月給のほとんどをギャンブルに使うことがわかっているという今の時点で、もうかなり危険な状況といえます。あなたの彼は優しい人で、いろいろ配慮ができる人なのかもしれませんが、ギャンブルにハマり込んでしまうと、人が変わったように嘘をつくようになる。あるいは、ギャンブルのハマり具合についても、過小報告をする傾向があります。ゆえに、この情報というのはまだ氷山の一角であって、それ以外に借金が潜在する確率はかなり高いでしょう。

　　それでも本気で彼と将来をともにしたいか、だとしたらパートナーの自分は彼に何ができるか？　ということを自分自身と向き合って考えてみることが大切なのではないかと思います。パートナーのあなたが、できることのヒントは本書にもたくさん散りばめられていますよ。

****

Q　借金の肩代わり、しないでどうやって返済したらいいの？

「本人の借金を家族がかわりに返すのはかえってよくない」ということをよく聞きますが、では現実的にどうしたらいいのでしょうか？　たとえば500万の借金を夫の小遣い2、3万だけで返済しよ

うと思ったら何年かかっても返しきれません。夫に副業してもらうことも考えましたが、それは会社にバレるのでできません……。どうしたらいいか教えてください。

~~~

A 本人が返済の苦労を理解することができれば、現実に則した対応で OK

現実的にはなかなか難しい問題だと思います。副業がもしもてる環境であるならば、少し無理してでもやってもらうべきだと思います。実際、本業とは別に、朝に2～3時間、新聞配達やコンビニバイトをしている人もいます。

ただ一番肝心なのは、あっという間に作りあげてしまった借金500万円を、地道に稼いで返すのは、本当に厳しい、と。その痛みを身をもって知ってもらうことなので、返済額を割り引くことは考慮してもいいと思います。もし「何が何でも500万円返してほしい」とあなたが言い募ることで、ご主人が「そんなこと到底無理だ」と自暴自棄になって、いかなる努力も放擲してしまうと、元も子もありません。それゆえ、多少の妥協案はあってもいいのではないか、と思われます。

本書でもご紹介しているギャンブル依存症のカウンセリングでは、そうした金銭管理に関する具体策も含め、カウンセラーと一緒に検討することができます。ひとりで考えるのが難しいと感じたときこそ、専門家に相談してみるのもいいかもしれませんね。

****

Q 息子のギャンブル依存を認めない義母。どうしたらいいの？

夫がギャンブル依存症です。病院でもそう診断されました。ところが、義母が頑なにそれを認めません。夫は一人っ子で、義母の自慢の息子らしく、絶対にギャンブル依存症ではないと信じきってい

るようです。私にも責任があるかのような辛辣な言葉を言われることもあります。義母の態度が夫のギャンブル依存症を助長しているようで……。どうしたらいいのでしょう？

～～～

A 克服には不向きな環境。あなたがキーパーソンとなることが大切

このような過保護な母親の元にあっては、ご主人は一向に反省するはずがありませんし、改善がもたらされる可能性が非常に低い、と言わざるを得ないでしょう。元々ギャンブル依存症というのは「否認の病」といわれますが、これは親子そろっての"ダブルの否認"であり、より深刻な状況と言わねばなりません。このような状況下で、母親自身に専門機関を訪れてもらうのは相当に困難なことかもしれません。

とはいえ、あなたとご主人に、克服の意思があるのなら、依存症克服のスタートラインには立てています。まずは、義母に何と言われようと当事者のご主人とパートナーのあなた自身だけでも、専門機関にかかり、ギャンブル依存症について正しい認識をもつということが大切だと思われます。

****

Q GAへの参加は悪影響にならない？

GA（自助グループ）への参加はかえって悪影響にはならないでしょうか。というのも、息子はギャンブルのためなら、家族をだますのも平気ですし、本当に巧妙な嘘をついて周囲の人々からお金をせしめます。そんな息子がGAに行ったら、他の方の体験談を悪用し、新しい詐欺の参考にしたり、ましてや実行するのではないかと不安でたまらないのです。

～～～

A　GAは心強い支援資源。問題はそれを活かせるか

　情報や道具を善用するか悪用するかというのは、もっぱらその人のパーソナリティにかかわっています。ゆえに、GAそのものが悪化の元とは決していえません。ひょっとすると、GAに参加し、ギャンブル依存症から立ち直りつつある人に触れることで、彼が猛省する契機になる可能性もまったくないとはいえません。その可能性にかけることも大切かと思います。

＊＊＊＊＊＊＊＊＊＊＊＊＊＊＊＊＊＊＊＊＊＊＊＊＊＊＊＊

Q　いつもギャンブル依存症の人を好きになってしまうのはどうして？

　恋愛に関する質問をさせてください。皆さんは、これまでに付き合ってきた男性に共通点のようなものはありますか？　私は、あります。自分で言うのも恥ずかしいのですが、なぜかギャンブル依存症の男性とばかり付き合ってしまうのです。付き合う前にギャンブルをするとわかっていたケースも、付き合ってからわかったケースもありますが、全員が依存症といっていいほどギャンブルにのめり込んでいる点は共通しています。結果、どの人ともうまくいっていません。これは、私が無意識のうちにそういった人に惹かれてしまうからなのでしょうか？　それとも、そうした人たちを引きつけてしまう何かが私にあるのでしょうか？

〜〜〜

A　あなたの特性が、ギャンブル依存症の人を求めているのかも……

　ギャンブル依存症は、スリル依存症でもあります。それゆえに、その人の生き様も危うげであることが多いのです。そのような人々をみると、母性愛をくすぐられてしまうという女性がいて、あなたもそのタイプかもしれません。お互い不完全で、もたれ合わないと生きていけないということを「共依存」とい

いますが、あなたにもそういうところがあるかもしれません。「この人は、私なしで生きていけないから」というような言葉が、あなたの口癖になっていないか、確認する必要があるでしょう。

****

Q 禁断症状はいつ消える？

ギャンブル依存症の人がギャンブルを断つと、アルコール依存や薬物依存のような禁断症状が現れると聞きましたがこれは本当ですか？　本当だとしたら、この症状はどれくらいで消えるのでしょうか？

～～～

A 禁断症状が消失するのは数日から1カ月。ただし火種が消えることはありません

禁断症状は、その人によりますが、一般的には、数日から1カ月程度に及ぶことが多いです。禁断症状がなくなれば、一見普通の人に戻りますが、一度ギャンブルにのめり込んだことのある人は、一生ギャンブルについての"火種"が残ります。すなわち、何かの弾みでギャンブルに再接触すると、また燃え上がるリスクを抱え続けるのです（詳しくは第4章「ギャンブル依存症の克服」［P.96～］を参照）。

****

Q 強制的なギャンブル断ちは有効？

パチンコに依存している人を、強制的にパチンコのできない環境に置いても別のギャンブルに手を出すのでは？

～～～

A 他のギャンブルに手を出すリスクが高いことは否めません

パチンコ断ちしている人が、別のギャンブルに手を出すリスクは、いかなるギャンブルもしたことのない人よりも高い、と

いわねばなりません。そのためにも、別の"より無害な依存"をあてがう必要があると考えます。

****

Q ギャンブル依存症は病気？ 甘え？

最近ギャンブル依存症が取りざたされていますが、そもそも、ギャンブル依存症って病気なんですか？ 病気というと、理解してあげなきゃとなりますが、要は「楽して儲けたい」。ギャンブル依存症といわれる人たちにあるのはそれだけですよね？ 本人は何も困っていない。むしろ困っているのはその家族や周囲の人たちなのに……。ギャンブル依存と甘えは何が違うんですか？

～～～

A 根底に意志の薄弱さがある病

ギャンブル依存症はやはり病気であるといえますが、うつ病や統合失調症などのように、その発病について、何ら自己責任が伴わないものとは異なるといわざるを得ません。すなわち、自己の快楽・欲望のコントロールができずに、ハマり込んでしまい、そこから脱却できないという意味では、根底に意志薄弱さがあることは否めません。

大切なことは、その人が自分の弱さを認めて、"依存症からの脱却"という痛みが伴う作業を永遠に続けることができるか。「ギャンブル依存症は病気だから、自分に責任はない」などと居直るようでは、話になりません。

****

Q ギャンブル依存に陥りやすい人の特性とは？

ギャンブルをする人が理解できません。ましてや、依存症の人ってどんな頭の構造をしているんだろう……？ かろうじてわかるのは、「楽してお金が稼げる楽しみがある」というところですが、ギャンブルって負けるようにできていますよね？ 借金してまで

ギャンブルをする意味がまったくわからない。同じパチンコに行っていても、依存症にならない人もいる中で、借金をしてまでのめり込んでしまう、いわゆる「ギャンブル依存症」の人は、そうした人たちと何が違うんでしょうか？　ギャンブル依存症ってどんな人が患う病気ですか？

～～～

A　一発逆転思考の人は危険です

　ギャンブル依存症は、「嗜癖（アディクション）」の一種です。そして嗜癖とは、言い換えるなら"快楽の伴う癖"です。快楽的・刹那的・現実逃避的な人はハマりやすく、逆に、禁欲的で忍耐が強くて、現実に則してものを考える習慣のある人はハマりにくいといえます。人生ダメなことばかりだけれども、以前一度経験（ビギナーズラック！）したようにどこかで必ず一発逆転できる。ギャンブル依存症者は、そのような思考をする人です。

　中国の思想書『韓非子』に想を得て作られた童謡『待ちぼうけ』の中に出てくる農夫は、比較的近いメンタリティーの持ち主だといえます。この『待ちぼうけ』の歌について、簡単に説明します。

　黍畑で黙々と畑作業をしていた農夫が、畑にあった木の切り株を見ていたところ、突然はねてきたうさぎがそこにぶつかり、勝手に死んでしまった。何の努力もなく、うさぎ一羽を手にすることができた。それにすっかり味をしめてしまった農夫は、切り株の前に座り込んで、飽かずうさぎを"待ちぼうけ"の日々。農夫は全く働かなくなり、畑は荒れ放題になってしまった、という話なのですが、これが決して笑えない、というのがギャンブル依存症患者さんと対峙し続ける私の感想です。

（W）（熊木徹夫）

第 6 章

ギャンブル依存症治療体験記

　この「ギャンブル依存症治療体験記」は、かつてギャンブル依存症を抱え苦しみれながら、あいち熊木クリニックでの治療に耐え忍ばれ、一定の成功を収めてきておられるご本人およびそのご家族の方を対象に、アンケートを実施し、その内容を編集したものです。

　これら血の滲むような苦闘の記録は、今もギャンブル依存症に苦しみ八方塞がりで絶望の淵に立たされている"後輩"たちに対して「彼らにエールを送ろう、少しでも助けになりたい」という"先輩"としての思い遣りの心に端を発したものであり、いずれも熱い想いと、さまざまな人々への慈愛に満ちていて、胸打たれるものです。

　アンケートにご協力いただきました皆さま、本当にありがとうございます。これを読まれた"後輩"たちは、きっと希望の灯を胸に抱き、絶え間ない歩みをくじけずに続ける覚悟を決められるものと確信します。

具体的なアンケート内容は、以下の通りです。

〜アンケート内容〜

あなた（ご本人・奥さん）の「闘病（治療）体験記」をお寄せください。お書きいただきたい項目は、3つです。
①あいち熊木クリニックに受診するまでに、患者さんおよび家族はどのような状況であったか（時系列で、できるだけ詳しく）
②あいち熊木クリニックでの治療を体験して、何を感じ、考えたか。そしてどう変わっていったか
③同じ境遇にある方々へのメッセージ
※情報提供いただいた方の実名は出さず、また年齢、性別等、個人の特定に直結する可能性のある情報は変更を加えた上で掲載しております。

「恥」を重んじる日本の文化においては、依存症は「本人の甘え」、「家族の責任」という考えもいまだに根強く、ことにギャンブル依存については、なかなか当事者の体験が語られる場が少ないのが現状です。中には、あまりに壮絶な体験の描写に、当事者でなくとも胸が苦しくなるかもしれません。けれども、実体験が産み出す生の声は、時に、治療者のどんな言葉よりも重く、当事者の方々に響き、エンパワメント（個人が自分自身の力で問題を解決する力を身につける）する力があるのではないでしょうか？

それでは、"先輩方の軌跡"を一緒に見て行きましょう。

ギャンブル依存症ご本人の体験

はじめに、ギャンブル依存症を患ったご本人の体験記をご紹介します。

ご本人の記録には、「わかっていてもやめられない」、「やめたいのにやめられない」というギャンブル依存症の方の抱える苦しみが生々しく綴られています。そんな苦悩の日々から抜けだして、家族

の再生を目指し、勇気をもって専門機関の門戸を叩くまでにはどのようなストーリーがあったのでしょうか？ そして、その先にあった臨床家との出会いは、彼らに何をもたらしたのでしょうか？

　まずは、離婚を目前にしながらギャンブルのためにサラ金で借金をしてしまった男性のケース。2度も同じ過ちを繰り返していたことで、自責の念に駆られていたそらまめさんがカウンセリングで感じた変化とは……？

****

Case 1　二度も、同じ過ちを……（そらまめさん　61歳男性）

①ギャンブル依存症の状況〜ギャンブルにのめり込んだ日々〜

　私の場合、パチンコをするお金を、サラ金から借りていました。しかも最終的には複数借りていました。以前にも同じようなことがあり、妻や親などに返済をしていただきました。2度も同じ過ちを犯しました。妻からは離婚の話が出ました。家族も同意していました。

②治療体験記〜受診から現在に至るまで〜

　あいち熊木クリニックの存在を知りホームページを見て自分は病気であると確信しました。このままではまた繰り返してしまう。後のない私は、意を決して受診しました。2度も同じ過ちを繰り返した私を、熊木先生は「時間をかけ一緒に治しましょう」と力づけてくださいました。

　私の場合、先生から処方された薬と1時間の面談を併用しました。先生の治療と面談を重ねるにつれて自分の心の状況が変化しているのに気がつきました。治療を始めて半年が過ぎたころからです。**自分の心理状況を第三者からみているようなことや、瞬間的に思うことをほんの数秒か一瞬、間を置くことができ次の行動に移すことができるようになりました。**

具体的にはパチンコ店の前を通ることもごく普通に行えるし、そこで気持ち的に何か変化が出ることもなく、傍観者のような感じでお店の状況を見ている自分がいます。なんで過ちを繰り返してしまったのか振り返ることができます。診察時に常に先生に力づけていただき大変助かりましたし、継続することもできたと思います。自信をもてるようにもなりました。私には後がなく、ここで失敗はできません。まだ完治したとは思いませんが、1年前に比べ別な自分がいるような気がします。

> 　上記の事例では、カウンセリングのなかで、自己中心的だった自分に気づき、客観的に自分を観察できるようになったようですね。そらまめさんは、このことを「自分の心理状況を第三者からみている」と表現されていますが、こうした変化を心理学的にみると、「他者視点の形成」と考えることができます。他者の視点に立って自分をみる力は、冷静な行動にもつながるので、ギャンブル依存症の克服を目指す上でとても大切なポイントです。
> 　では、次のケースを見てみましょう。
> 　そらまめさんにもギャンブルによる借金がありましたが、スタカンさんの体験は、借金の絡んだギャンブル依存症が、命までおびやかす恐ろしいものであることを教えてくれます。

****

Case 2　返済のメド立たず、自殺を考える毎日（スタカンさん 43歳男性）

①ギャンブル依存症の状況～ギャンブルにのめり込んだ日々～

　30歳の時、東京へ転勤が決まり子どももでき、環境の変化に対応できずストレスをパチンコへ向けてしまいました。時間が空けばパチンコ屋へ行き、時間の限りパチンコ台と向き合っていました。

当然、お金が続かず消費者金融に手を出し、雪だるま式に膨れ上がっていきました。**「明日は勝てる」毎日そんなことばかり考えていました。**また、返済の目途が立たず、毎朝起きるたびに自殺を考えていました。妻にすべてを話し、妻の貯金からすべて清算してもらいました。もう二度とパチンコには行かないと約束して。

しかし数年後、転職のストレスからパチンコ屋へ行ってしまいました。**それからは転がる石のように。**返済の目途が立たず、また妻に話しましたが、もうそんなお金はない。両親に話し、妹に立て替えてもらいました。その時に妹から「パチンコ依存性」の話を聞きあいち熊木クリニックへ通うことになりました。

②治療体験記～受診から現在に至るまで～

自分では、ギャンブル依存以外は仕事も家庭も問題ないと思っています。そのひとつのことを除けば、普通の生活に戻れる。家族を含め、傷つけたすべての人に治療中のことを話す勇気をいただいています。今までとは違う自分を探す手伝いをしてもらっています。

寝ても覚めても頭をちらつく借金は、スタカンさんに自殺を考えさせるほど苦しいものだったことがうかがえます。

ストレス解消で始めたはずのギャンブルが、当初とは比べ物にならないほど大きな、新たなストレスの原因になることは多々あります。

ところで、「明日は勝てる」という根拠のない自信はスタカンさんに限ったことではありません。次のケースも、「もう1回だけなら……」という甘い気持ちを振り払えずに、ギャンブル依存症に陥ってしまった男性の体験です。

＊＊＊＊＊＊＊＊＊＊＊＊＊＊＊＊＊＊＊＊＊＊＊＊＊＊＊＊

Case 3 いつか挽回できる、1回だけなら……（おいちゃんさん 53歳男性）

①ギャンブル依存症の状況〜ギャンブルにのめり込んだ日々〜

　<u>頭の中はドル箱が山積みされ、勝った時の記憶で満たされ負けてもいつか挽回できるだろう</u>と安易に考え、クレジットにまで手を出す自分がいました。何回も「きっぱりやめる」と妻と約束したにもかかわらずどうしても我慢できず、<u>1回だけなら……という考えが頭をよぎる</u>とそこにはまた以前の自分がいました。不幸中の幸いなのか、妻の涙を幾度もみるうちにふとしたことで依存症であることに気づくことができました。パソコンで依存症治療を検索していたときに真っ先に目についたのが「あいち熊木クリニック」でした。

②治療体験記〜受診から現在に至るまで〜

　夫婦同伴で通院し、5回のカウンセリングを受けているうちに自分のなかで燻っていた悩み、思いを聞いてもらっているという安心感からか、肩の力がすうっと抜けていきました。今夏で3年通院していますが、今は先生の「いいですね」、「この調子でいきましょう」と言っていただくことに喜びを感じています。

　おいちゃんさんのケースに特徴的な、鮮明な「勝ち体験」は、ギャンブル依存症の方が口をそろえて語られるテーマのひとつです。冷静に考えると、勝った体験の何十倍、何百倍もの「負け」を経験しているはずなのに……。「もう1回」の大当たりが出るまでに、大切な人の涙は何度目にすることになるのか、よく考えてみてください。

　次のケースは、当事者の方の体験の中にも、ギャンブル依存症の家族の苦しみが垣間見れるものです。

****

Case 4 ストレス発散がエスカレート、家族に見捨てられ……
(しげさん　62歳男性)

①ギャンブル依存症の状況〜ギャンブルにのめり込んだ日々〜

　以前よりギャンブルでストレスを発散することがありました。精神面の弱さと過去のトラウマによりそれがエスカレートするようになり、少しのイライラでもギャンブルに走り、**金銭が小遣いの範囲を超えると家族に迷惑をかけてでもそれを調達するように**なっていきました。

　人のお金と自分のお金の感覚もなくなっていきました。家族には見捨てられ、息子達からは、妻を助けるために私に意見や怒りをぶつけられました。家族にどんなに言われても、頭ではわかっているが衝動が抑えきれず繰り返す毎日が続き、悪いと思ってはいるが自分ではやめられない状態を見かねた息子がこちらの病院を調べ、通院することになりました。

②治療体験記〜受診から現在に至るまで〜

　その１日の通院によりストレス＝ギャンブルにつながらなくなりました。当初心療内科というのに少し抵抗がありましたし、妻は現実的な考えの人なので（心療内科を）あまり信用していませんでしたが、その１日で改善できたことに感謝しています。

　しげさんの体験にあるように、ギャンブル依存症の特徴のひとつに、「お金のためなら手段を選ばない」ということがあります。こうした状況に陥っても、ご家族が、大変苦しい思いをしながらも、意見や、怒りをぶつけてくれた今回のケースは、まだ救いがあるように思います。家族に見捨てられ、干渉すらされなくなったら……？　そうなる前に、あなたが今できることは何でしょうか？

　一方で、ご家族に隠れてギャンブルや借金を繰り返すという

ケースが大変多いのが実情です。次は、ギャンブルにハマって、借金を作り、それがご家族に「ばれ」、クリニックの受診に至るまでの典型的なケースかもしれません。

****

Case 5　ストレス発散のためのギャンブルが招いた、新たなストレス……（まさまささん　52歳男性）

①ギャンブル依存症の状況〜ギャンブルにのめり込んだ日々〜

　6年前ぐらいからパチンコにハマり出した。仕事が忙しいのと、上司といっても会社トップからのパワハラ等によりストレスがたまり、パチンコに加え週末には飲み会とお金を浪費する様になる。平日は残業と偽り日々2〜3時間、休日は休日出勤と偽り、1日中パチンコをすることが楽しさに変わっていく。当初は自分の小遣いの範囲でやっていたが、数時間で数万円を負けることが重なり、消費者金融に手を出し、借金をしてまでもやる様になる。休日は早々に負け、手持ちがなくなるとATMに行き、さらにお金をおろしてでもやり続ける様になる。<u>借金を重ねているのに、さも自分の手持ちのお金と思い、いつかは負けを取り戻せると思う。</u>借金をすることに負い目を感じなくなっていた。

　家族にばれないうちに儲けようと自己暗示に掛かっていた。借金が増えるので、宝くじを定期的に購入し、一攫千金を夢見る様になる。1回目は3年ぐらい経った頃、借金が上限に達しクレジットカードでキャッシングをして返済に充てる。内心、<u>どんどん膨らむ借金をどうやって返そうか？</u>　また会社にばれないだろうか等を考える様になり、時には<u>自分はなんて馬鹿なんだろうと考え、そのことによりストレスを感じ、それをまたパチンコにぶつけていた。</u>これを繰り返すこと及び金融会社からの自宅への督促電話（「〇〇さん在宅ですか？」と知らない人からの電話が入るようになる）が入

り、家族が不信感を抱き始め、借金をしていることがばれる。

　自分の両親、妻及び妻の親にも謝罪し、お金も借りて借金の返済。もう二度としないと約束、懺悔までした。半年ぐらいは我慢できたが、またパチンコを始めだす（家族には内緒で）。結果的にま**た、同じ過ちを繰り返してしまった。**家族（妻）がインターネットでパチンコ依存症を検索し、あいち熊木クリニックでの治療を薦められた。自分では半信半疑であったが、二度も家族を裏切ったので、何かにすがりたい気持ちで受診することに決めた。

②治療体験記〜受診から現在に至るまで〜

　自分ではパチンコ依存症とは全く無縁と考えていたが、治療体験をして自分がなんて馬鹿だったかを知った様に思う。本来なら離婚されても当然の裏切りを二度もしてきたが、家族の協力もあり治療も順調に進行している。

　家族を思いやる気持ち、パチンコの怖さを改めて知らされた。

　先生をはじめ、カウンセリング等を行うことで、今まで誰にも話せなかったこと、自分の恥をさらけ出し、自分のプライドは傷つきましたが、それ以上にどれだけ家族に迷惑をかけ、悪いことをしてきたかを省みることができた様に思う。

　まさまさんのケースでも、「ギャンブルが新たなストレス要因になる悪循環」、「いつか挽回できるという根拠のない自信」、「二度としないと誓った家族への裏切り」といった、他のケースとの共通項がみられるのがわかります。このように、ギャンブル依存症には、細かな事情は違えど、どのケースでも比較的よく語られる共通テーマがあるのです。言い換えれば、ギャンブルをするあなたやご家族に、こうした特徴や体験がないか、振り返って確かめる指標になりますね。

　まさまさんは、半信半疑で受けるようになったカウンセリングで、自分自身をさらけだし、「自分がなんて馬鹿だったかを

> 知った」、「どれだけ家族に迷惑をかけ、悪いことをしてきたかを省みることができた」と綴られています。これらは、そらまめさんのケースでご説明した「他者視点」から生まれる「新たな気づき」といえます。
>
> 　ギャンブル依存症におけるカウンセリングの目的は、『これまで嘘や建前で取り繕ってきた自分を認め、向き合うことで見えてくる何かに、自ずから気づくこと』といっても過言ではありません。
>
> 　自分と向き合うという苦しい作業の中で、この「気づきを得る」体験に出会えたとしたら、それは、その後の人生に影響を及ぼすような貴重なものになることがあります。どういったことか、次のケースで見てみましょう。

****

Case 6　自殺未遂、多重債務……やめられないギャンブルの果てに気づいた大切なこと（ヤスさん　45歳男性）

①ギャンブル依存症の状況～ギャンブルにのめり込んだ日々～

　6～7年前から、ギャンブル（スロット、パチンコ）にハマり、自殺未遂、多重債務、整理になりました。何度もやめなきゃと思いましたが、それでも、パチンコ屋に行ってしまう。家族にも打ち明けず、仕事の合間や、早く終わってからも打ち続けていました。最後は、会社の売り上げにも手を付け、自転車操業の状態で、色んな意味で人生が悪い方へどんどん進んでいる、それをわかっていてもやめられない。現実を考え悩めばストレスがかかり、逃げるためにパチンコ屋へ行く。こんなにも人生を悪くするパチンコ、スロット、それがあまりにも間近にあり、自分の力でやめることはあきらめ、今まで色んなことを試しました。霊能者の所へ行ったり、東京の陰陽師へ行ったり、セラピストの所へ通ったり、どれも少したてば、またギャンブルへ行ってしまう、そんな状態でした。

②治療体験記〜受診から現在に至るまで〜

　通院初めは、厳しいなと感じました。やめられる自信は全くありませんでした。（中略）ただ、今回は誰にも甘えられない、ここでギャンブルをやめなければこれから最悪の人生になるという実感をしました。先生にお話を聞かせてもらったのは、仕事をバリバリやっていてエネルギーがある人ほどギャンブルにハマりやすいとか。通院しながら、自分は、ただひたすらギャンブルをやめることだけを考えました。やめることができれば、他のことでお金を使ってでもとにかくパチンコには行かないと決めました。やめることでストレスがたまり、結局元にもどってしまうことを、何回も経験していたので、（中略）ああストレスを感じているな、パチンコに行きたいなと強く思ったら、（ギャンブル以外で）自分のやりたいことを丁度よくすればよいと考え、そうしました。実際、パチンコ屋へ行くよりお金が残りました。

　半年位経って、ああやめられているな、我慢ができているなと実感しはじめて、先生やカウンセラーの方に聞いてみたら、（通院当初は）やめられる自信がないと自分が話していたらしいのです。いきなりずーっとやめなきゃならないと思えばつらいと思ってしまうのかもしれませんが、私はとにかく1日やめる、その日は行かない！　と決めて、もしパチンコ屋へ行きたい、打ちたいと思ったら、あっイカン、ダメだと気持ちを切り替え（頭を横にふり）、他の今やりたいことを考え、好きな物を食べに行くとか、遊びに行くとか、買い物に行くとかで切り替えていました。（中略）こんな毎日を続け、節目には、いつの間にかやめられている自分にびっくりしています。少しずつギャンブルのことは考えなくなっていました。

　私は**今まで何となく自分を大切にしてあげていなかった**と思います。若い時から、完全に不良少年で20歳位まで警察に何回もお世話になっていて、自分の人生を何か（時間を）大切にすることがで

きていなかった様に思います。そう考えられる様になりました。ある時先生に、「1年間ギャンブルをやめて、一生続ければ、今までできなかったことが代わりにできるようになりますし、人生がよい方向に変わりますよ」と言われました。その言葉を忘れないし、インパクトのある言葉で心にグサッときました。

> ヤスさんも、ギャンブル依存症の地獄のような日々から何とか抜けだそうと、藁にもすがる思いで専門機関を受診したひとりです。そこで受けたカウンセリングで、ヤスさんは「今まで何となく自分を大切にしてあげていなかった」ことに気づいたと言います。これこそが、「新たな気づき」です。
>
> ギャンブル依存症という現在現れている「症状」と、自分の性格・特性や、ひいてはそれに関係する生い立ちとの間に自分なりのストーリーを見出せたことで、ヤスさんは「若い時から、完全に不良少年で20歳位まで警察に何回もお世話になっていて、自分の人生を何か（時間を）大切にすることができていなかった」という新たな気づきに至ります。それに気づいたことで、「もっと自分を大切にする生き方をしよう！」という大きな価値観の変化が生じます。そのような生き方と、ギャンブル依存症は相反する関係です。そのため、新しいヤスさんの価値観では、以前ほどギャンブルが重視されなくなり、自然と脱することができたのではないでしょうか？
>
> ヤスさんの体験記を拝見しながら、ギャンブル依存症脱却のひとつのカギは、価値観の変容なのではないかと思いました。「ギャンブル依存症を何とかしないと！　何とかしないと！」と考えているうちは、まだ、ギャンブルに頭が支配されてしまっています。ギャンブル依存という症状をきっかけに、これまでの生き方や今後の人生といった大きなテーマで自分自身を振り返る機会をもつことが、案外、回りまわって、ギャンブル依存の症状の消失につながるかもしれないと思うのです。

ギャンブル依存症当事者ご家族の体験

　続いて、ギャンブル依存症を患った当事者ご家族の体験記をご紹介します。

　ご家族が体験された「ギャンブル依存症」とはどんなものだったのでしょう？　大切な人がギャンブル依存に陥ったショック、何度も繰り返される裏切り、そして借金の返済に追われ、疲弊していく家族……。ご家族の体験記からは、先が見えない、暗いトンネルを延々と進んでいくような息苦しさを覚えます。けれど、もしかしたら、これは遠い世界の他人ごとではないのかもしれません。

　スーさんの奥様の体験は、幸せな家庭を一家離散の危機にまで追い込んだギャンブル依存症の恐ろしさ、そして、当事者のご家族が抱える複雑な心境を教えてくれます。

****

Case 7　何不自由なかった生活から一転……治療をきっかけに家族関係を考える（スーさん　52歳男性の妻）

①ギャンブル依存症の状況～家族がギャンブルにのめり込んだ日々～

　主人が消費者金融で借金をしていることが発覚したのは5年前でした。カード会社からのキャッシングの請求書、会社関係でも友人でもない人からの度々の電話。主人に問いただすとパチンコで作った借金があるというのです。それも500万円もの大金。それを聞いた途端体がガタガタと震えだしました。

　娘は大学生になり、息子は中3の受験生。主人も出世し、何不自由ない生活を送っていたはずなのに。実家の親に肩代わりしてもらい、**寒空の中、主人、母、私で消費者金融のATMに行き、500万円の大金がATMへ吸い込まれるのを呆然と眺めていました。**

何年か掛かって借金を返済した数カ月後、またキャッシング請求書が舞い込むようになりました。また300万円の借金！　奈落の底に突き落とされた気持ちでした。「家族崩壊」「一家離散」という言葉が脳裏をよぎります。1回目の借金の時、あれだけ後悔していたはずなのに。また同じことを繰り返すなんて私には信じられないことでした。**裏切られた気持ち、恨む気持ち、父親としてどうなのか？**　という気持ちと同時に今まで気づかなかった自分、**仕事で大変だった主人を理解していなかった自分を責める気持ち——いろんな感情が押し寄せてきて1人では抱えきれない**状態でした。

②治療体験記～受診から現在に至るまで～

　そんな時「あいち熊木クリニック」の存在を知りました。HPには私たち夫婦の姿そのままのことが書かれていました。また、いかにパチンコ依存症が恐ろしく、脱却することが難しい「病気」であるかが書かれていました。迷わずここで治療していただこうと決めました。初診のときに先生が「夫婦で立ち向かっていく病気であること」、「生半可な気持ちではいけない」とおっしゃったことで改めて覚悟をしなければと思いました。

　治療を開始して半年以上経ち、順調に回復してきているようです。あれから主人はパチンコには行っていません。ただ、まだ主人がパチンコに代わる趣味をもてていないことと、相談できる友人がいないことが心配です。上司からのパワハラは依然続いているようなので、疲れた顔をして帰ってくると不安になります。

　月に2回診察を受けていますが、頑張ろうという気持ちになりますし、カウンセリングをしていただくと明るい気持ちになり前向きになれます。**主人はカウンセリングを通して上司・部下とのやり取りも以前より考えて行動することができるようになった**と言っています。私はまだ主人を許せていないし、時に思い出しては嫌味を言ってしまいます。妻としてのサポートはまだまだ不十分で会話も

少ないですが、初心に戻ってまた危機感をもって立ち向かおうと思っているところです。

> 「寒空の中、主人、母、私で消費者金融のATMに行き、500万の大金がATMへ吸い込まれるのを呆然と眺めていました」という一文には胸を打たれるものがあります。このような体験をされながらも、一緒に治そうと、治療に取り組んでくれたご家族がいたことは、スーさんにとって大きな救いだったのではないでしょうか。
> 一方で、度重なる辛い体験は、もう一度相手を信じ、何とかしようという気力さえ奪ってしまうことがあります。あいちさんの体験記からは、ギャンブル依存症の夫をもつ奥様の苦悩が、痛々しいほど伝わってきます。

****

Case 8　幾度となく繰り返される裏切り。仕事と育児で精一杯の生活……（あいちさん　43歳女性）

①ギャンブル依存症の状況〜家族がギャンブルにのめり込んだ日々〜

　結婚前から（夫が）パチンコをするのは、わかっていました。デートで会っても、私は車の中で待っていて、パチンコ屋へ……ということもありました。今思えばおかしなことです。（中略）

　結婚しても、私は仕事を続けていたのでお小遣いも多めでした。私が貯金もきちんとしていました。結婚して、6年目、やっと妊娠がわかり、そのすぐ後に夫の東京転勤が決まりました。私は仕事を続けるつもりにしていたので、すぐには退職できなかったため、半年だけ単身赴任ということになりました。この半年が始まりです。夫のために渡していた生活費以上にパチンコに費やしていたようです。

　親子3人の新しい生活が始まり、私は知らない土地での育児に必

死でした。この後、1年ごとに転居を伴う転勤が2回ありました。その間に、もう1人生まれました。実家の近くに戻ってこれたことで、1歳と2歳の子を保育園へ預け勤めていた職場にパートとして復帰しました。自分と子どもの世話で精一杯の毎日。ある日、お互いの友人の離婚問題について夫と話していると、「自分にも離婚されても仕方のないことがある」と告白されました。サラ金のカード4枚とクレジットカードの請求書を見せられ、すでに借金は800万円以上です。どうやって死のうかと考えていたと言われた私は驚きました。**1日の利息はいくら？　と考えました。ただ私が何とかしなくちゃ、と思いました。**（中略）

　その後、1カ月経たないうちに、不審に思うことがあり問いただすとまた借金50万円。この時夫は、母親に「死んで詫びなさい」と言われていました。私は、忙しい毎日でしたがアルコールがなければ眠れないようになっていました。（中略）

　生活は厳しくなりました。生活についてわかってもらおうと、生活費を（夫に）預けました。私は、パートからフルタイムへ切り替えました。数カ月したところで、生活費を返して欲しいと言いましたが、多分この時にはまた借金を始めていたと思います。けれど、私は、疑いませんでした。そんなはずないと思っていました。

　でも、しばらくして税金の督促や引落し不能の明細が届き、再びサラ金のカード、生命保険を借りた明細。もう無理だ、離婚しよう、と思いました。借金は、300万円ほど。この時の私は、体に不具合があり手術を受け仕事を1カ月休んで復帰したばかりの時でした。私の手術給付金も借金返済にあてることになりました。夫の妹から援助があり、とりあえずまた借金はすべて返済しました。そして妹から病院へ行くよう勧められました。

②治療体験記〜受診から現在に至るまで〜

　熊木先生とお会いして、言葉をかけてもらった時何か変われるか

もしれないと思いました。カウンセリングが始まりました。月に2回。私にとって辛い時間になりました。（夫は）こんなに自分ありきの考え方しかできない人だったんだと20年以上の付き合いでわからなかった自分が情けなかった。家族の悲しむ顔なんか思い浮かべることもなく、自分本意の考えの夫。そういうやりとりを黙って聞いていて、どうしてこんな思いをさせられるのか。私が死んで辛い思いをさせたいとさえ思いました。カウンセリングには、お金もかかります。自分には、小遣いなんて取ってません。子どもたちにとっては、よいお父さんです。これがあるため、踏み切れない。でも私は許すつもりはありません。今は、子どもを成長させる責任があるから離婚しません。また、借金するようなことがあれば別ですが……。でも、もう信用はしません。できるはずがありません。だから、いつか笑ってお別れするために。今はそのいつかの自分のために、子どものために堪えています。最初の借金の時に離婚していればよかったのかもしれないなんて、振り返っても仕方がないです。パチンコで借金なんてしなくなるのが一番です（それが普通なんですけど……）。そういう日が来るなら、その方がよいです。

　治療を受けるのは、本人よりパートナーの方が辛いかもしれません。強い気持ちがなければ、こちらの方がおかしくなりそうです。今は、テレビの音をさせていないと不安になって眠れません。将来の自分のために頑張って働くだけです。

> 「治療を受けるのは、本人よりパートナーの方が辛いかもしれません」。これは、本当にそうだと思います。「（夫は）こんなに自分ありきの考え方しかできない人だったんだ」。ギャンブル依存症のカウンセリングでは、ご家族が悲しい「気づき」を得られることも少なくありません。それでも、その痛みは、長い目でみたときに、ご本人・ご家族双方にとって意味のないものではないと思うのです。

> ギャンブル依存症においては、あいちさんのように、回復の過程で必要な痛みもあれば、そうではない傷つき体験も少なくありません。知らず知らずのうちに大切なものを換金された、せちさんご家族の心境を思うと胸が痛みます。

****

Case 9 妻の親の形見を質屋に……すべてを失う前に、家族の問題として考える（せちさん　69歳男性のご家族）

①ギャンブル依存症の状況〜家族がギャンブルにのめり込んだ日々〜

　定年退職後、暇を持て余し、最初はそれほどでもなかったが、次第に頻繁にパチンコに行くようになった。自身の小遣いでは足らなくなり、家の貯蓄金や資産になるものを黙って換金し使い込むようになって、妻には嘘を重ねてどんどんエスカレートした。しまいには、今年始めに妻のネックレスなど金目のものを勝手に持ち出し、質屋に入れて換金までするように。

　本人もパチンコに行かないとイライラし、顔つきや話し方まで変わった。嘘を咎められてもまともに話し合おうとせず、その場からはぐらかして逃げていた。娘たちは結婚して独立しており、現在は夫婦だけで暮らしているが、妻のほうは嘘ばかりつきパチンコに行く夫を諦めの心境で見ているだけだった。

　しかし、自分のネックレスなど**親の形見も持ち出されたことで衝撃を受け、これが決定的に夫に絶望した出来事となった。**以来、何も信用できなくなり、かといって夫婦間での解決はできず、離婚をしたところで根本的な夫のパチンコ依存の解決とはならないわけで、途方に暮れていた。そこで、それまでの経緯を聞いていた長女がパチンコ依存について調べ、熊木クリニックに父親を受診させようと決意。本人を説得し、以来定期的に通院している。

②治療体験記〜受診から現在に至るまで〜

　治療で先生との面談、カウンセラーとのカウンセリングによって、**第三者が間に入り治療の中で自分を見つめ直す時間ときっかけをもつことができている。**身内ではない第三者がいること、遠方から通院すること、決して安くはない治療費をかけて治療に臨むこと、次に借金を重ねたら本当に離婚となる念書を先生に提出したことで、それぞれがパチンコに引き戻される誘惑から自分で打ち勝とうとする力になっていると思う。

　ただ、**通院が抑止力となっている状況も考えられるため、通院が終わるときが本当の正念場**かな？　とも思っている。もう10年弱パチンコ依存になっていたのが、そんなに急に農作業や役員の仕事などの日常で満足できるとも思えないので。現状は言動も比較的穏やかになり、在宅する時間も長くなって妻とも多少のコミュニケーションは取れているように思う。孫の面倒も自発的に見てくれるようになった。

　せちさんのケースでおわかりのように、ギャンブル依存症が原因で犯罪などの二次被害が起こることは多々あります。
　一方で、何らかの精神疾患に併発して、ギャンブル依存症を患うといったケースも多くあります。
　次は、発達障害と診断されたギャンブル依存症の男性のご家族の体験です。

****

Case 10　もうごまかさない、ごまかされない……見守りながらの共闘（猫吉さん　23歳男性の親）

①ギャンブル依存症の状況〜家族がギャンブルにのめり込んだ日々〜

　我が家の息子は勉強が苦手で、中学の頃からは忘れ物が多く、宿

題など提出物が滞ることが頻繁にあり、何度となく担任の先生から電話がありました。その都度注意し言い聞かせ、しばらくは大丈夫なのですが、また同じことの繰り返しという状況でした。勉強が苦手ということで、いじめもあったようでそのことを家族に隠すために、オドオドこそこそという態度がとても気になっていました。反面、運動は得意でその方面の習い事に行っている時、そこが本人にとって唯一の居場所だったのかもしれません。学生の間は、苦手の勉強からは逃れられず、得意の運動をすることによって、精神のバランスをとっているものだと思っていたのですが、いつの頃からかパチンコにのめり込んでいったようでした。

　家族には嘘やごまかしを重ねパチンコに行く機会を作り、お金が足りなくなると家のお金、さらには他人の金品にも手を出し始めたようでした。初めて事件を起こしてから約半年後に2度目、またその半年後に3度目の事件を起こしました。3度とも何とか穏便に対処していただきましたが、このままでは4度目に至ることは想像できました。もう家族の力だけではどうにもできないと途方に暮れ、近くの精神科に連れて行ったものの、病気ではないとのことでした。インターネットでギャンブル依存症に詳しい熊木クリニックを見つけ、本人に見せると、行ってみたいと本人から予約を入れ、受診に至りました。

②治療体験記〜受診から現在に至るまで〜

　カウンセリングや検査の結果、発達障害であることがわかり、今までのいろいろな行動が納得できました。受診から半年後から仕事に出るようになり、親としてはとても不安ではありましたが、ずっと家に閉じ込めておくわけにはいかず、診察を受けながら仕事を続けてきました。(中略)

　話をすれば素直に聞き、気持ちも優しく仕事も真面目にする子なのですが、どこか雲をつかむような所があり、戸惑いを感じること

もよくありました。しかし、今すべきことは処方された薬をきちんと飲む。定期的に先生と面談し、当初の誓いを本人が心に強く刻み誘惑に打ち勝つ強い心をもつ。それしか生きる道はないと思います。

　初診から2年半、今でも息子の帰りが遅いと悪い想像をしたり、息子の一挙手一投足が気になり、本当に心穏やかに過ごせる日が来るのだろうかと不安になります。そんな私の不安に対しても熊木先生はアドバイスをしていただき、私の心労を理解し頑張っていると認めてくださいます。私の心をも安定へと導いていただいています。本当にありがとうございます。これからも先生を信じ、息子を見守り続けていくしかないと思っています。それが親としての責任であると自分に言い聞かせながら。

　ギャンブル依存症に限らず、これまで不可解に思ってきた自分や家族の特徴について、何らかの診断を受けたことがかえって人生を豊かにした、という話は精神科医療の現場でよく耳にします。そこには、適した薬との出会いと同時に、「他者とは違う自分の特性が、甘えや怠け、育て方のせいではなかったんだ」という、一種の救いがあるような気がします。ギャンブル依存症に関しては、診断が免罪符になってしまう危険があるので注意が必要ですが、それ以上に、病気だという認識を本人と家族双方がもつことはとても重要なことだと感じます。

　猫吉さんのケースも、ご両親からよせられた体験記でした。次のケースも、44歳男性のお母様による体験記です。

　実の息子のギャンブル依存……奥様とはまた違った苦悩が伺えます。

＊＊＊＊＊＊＊＊＊＊＊＊＊＊＊＊＊＊＊＊＊＊＊＊＊＊＊＊＊

Case 11　相次ぐお金の請求、自己破産手続き、離婚……「情けない息子」との共闘（匿名　44歳男性の母）

①ギャンブル依存症の状況〜家族がギャンブルにのめり込んだ日々〜

　数年前の秋に、（息子が）家計を握るからクレジットの支払いを整理するお金を貸してほしいと言いました。私は、軽く「いいよ」と返事。息子が1人で来たことについておかしいなとは思いつつ、200万円を貸してやりました。**まさか夫婦仲が壊れかけているとは思いもしなかった。**それから1年程経って、嫁から度々泣きながら離婚を準備していると言っては、しっかりと家のローン、幼稚園、学校のお金の請求がありました。その度、私は、孫2人のためと思い、数10万円を度々振り込み続けました。1000万円はアッと言う間に消えました。それでも息子はお金の請求を続けるので、姉2人・婿2人・私・息子の6人で話し合い相談した結果、知り合いの方から、M弁護士を紹介していただきました。弁護士さんに会って、色々と話をしている時に、弁護士さんが、自己破産の手続きをしましょうと言ってくださいました。離婚は、最初の借金から4年後に成立しました。

②治療体験記〜受診から現在に至るまで〜

　M弁護士からあいち熊木クリニックを紹介していただきました。本人は本気で治したいと言いました。騙され続けている私は信用できませんでした。本人が予約を取り、母親の付き添いが必要と言われ、私ははっきり言って二の足を踏みました。44歳の男の付き添いって……。仕方なく、離婚成立の翌年に初診を受けました。**先2カ月は先生から付き添いが必要と言われ、「情けない息子」と思いました。**

　第1回目の初診の付き添いは、行くことが不安でした。（中略）

通院後半年くらいに変化がありました。家計を母親に任せる、インターネットの暗証番号を解約すると言ったのです。（中略）

　信用できないけど信用すると自分に言い聞かせています。でも今はよい方向に進んでいますから、心からよかったと思っています。現在も通院しています。

> 　「情けない……」という一言が、重く響きますね。いくつになっても、何度裏切られても、親は子どもを信じて守りたいと思うのかもしれません。ご家族自身が疲弊しないためにも、当事者がお子さんの場合は特に、第三者を交えた話し合いの機会を設ける重要性を感じます。
> 　最後に、ギャンブル依存症を、家族の問題として捉えた一家のケースをみてみましょう。

****

Case 12　やってはいけないと思いつつ手を出してしまう葛藤……よい変化も悪い変化も感じ取る（62歳男性の父親）

①ギャンブル依存症の状況〜家族がギャンブルにのめり込んだ日々〜

　家内、母を数年前に亡くしてからは、私、息子3人の生活が始まりました。次男はこの生活以前より家族の物品、お金の盗癖、パチンコなどギャンブルにのめり込んでいました。次男と嫁との夫婦関係においては、そういうことをひた隠しにし、なおかつ積極的にリードする自己主張の強いタイプの嫁という印象のなか、本人の性格的な弱さも手伝って落ち着ける生き場を失い、やむなく失踪に至りました。**いま思い返せば自らの行いによって孤独、疎外感に陥り、よって立つ場がないままの状態であったのではないか**と想像します。

②治療体験記〜受診から現在に至るまで〜

　通院を初めて 10 カ月ほどたちました。最近まで（本人には）クリニックに行きたいから通うのではなく、家族の者に促されたこと、自分自身もこのままではどうなっていくのかという不安、その両方の気持ちがあったと思います。事実としては、今のままの生活に不安や危機感はもっているが、主体的に行くという意志は強くは感じられなかった。（中略）

　そういうなか、臨床心理士の方との面談も、当初はなんとなく自分の感じている、思っている表面的といったらよいのか、感情の面ばかりにとらわれて、ただ漠然と流れに身を任せて生きているように思われました。**"話を聞いてくれるだけの人でしょう？"と、心を聴いてくれる人としては当初とらえてなかったように思います。**
面談の回数が増えるにつれて意識下のふだん何となく、言葉にしてこなかったことが出てくるようになったと思います。たとえば自分に対する両親の接し方や兄や弟に対する対応の違いなどを言葉にして確認を求めてくることなどがありました。また、**家族の中で自分の立っている場所や役割など疑問や不安などが出てき始めた**ように思います。もともと優柔不断に受け取られがちな側面をもっていましたので、人に対してもこういうことは言ってもいいのか、黙っていればいいのかなど相手の側の対応、対処に合わせて動く受動的な面がありました。今までの自分自身の行いから、自分の考えや意見を言ってもいいのか、その資格があるのか屈折していたところがあったように思います。**さまざまな離婚問題、失業、家族に対する不信など、そういう境遇、環境に身をおいて毎日どんなことを思い、過ごしていたのか。**本人に聴いてみないとわかりませんが。最近日々をともに過ごしていますと、たぶん家族と生活を一緒にしている安心や平安な心が、今はもてているのかなと感じます。（後略）

> 　家族心理学では、症状を呈している家族の一員を、「患者とみなされた人（identified patient）」という意味でIPとよびます。家族の問題が、たまたまIPに現れていると捉え、家族システム全体を改善するようなアプローチをしましょうという考え方です。ギャンブル依存症について、IPという表現が適切なのかの議論は、次の機会に回すことにしますが、今回のケースで、ご家族の方々がIP（あえてそうよびます）のギャンブル依存に対して、家族ぐるみで問題解決に取り組まれた体験は、まさに家族療法の体現だと感じました。

ギャンブル依存症とたたかわれたご夫婦の体験

　ギャンブル依存症体験記の締めくくりとして、ともにギャンブル依存症に立ち向かったあるご夫婦をご紹介します。

　夫の言動が妻にはどう映っていたのか、妻の言葉の裏にあった想い、妻の行動が起こした夫の変化、そして、夫婦がそろって足を運んだカウンセリングで感じたこととは……。

　同じ"ギャンブル依存症"という体験について、当事者とそれを支えた家族、双方の視点を行き来して捉えた時、何が見えてくるのでしょうか？

　ご主人の体験記からご覧ください。

＊＊＊＊＊＊＊＊＊＊＊＊＊＊＊＊＊＊＊＊＊＊＊＊＊＊＊＊＊＊

Case 13-1 「家族を失う」という現実……（プクシーさん　53歳男性）

①ギャンブル依存症の状況〜ギャンブルにのめり込んだ日々〜

　過去にも、パチンコで数百万円の借金を作り、「二度としない」と家内に誓い、許してもらった。しかし、その半年後くらいから、また、パチンコに手を出し、家内や娘に嘘をついて、パチンコに

通ってしまい、同じように借金を作ってしまった。結局、返済もままならないため、家内に話したが、今度ばかりは家内も我慢できず、娘を連れて家を出て行ってしまった。3日後、何とか帰って来てくれて、もう一度家族で向き合い、何が原因かを自分自身でもしっかり見つめ直し、残りの人生を家族3人で楽しく生きていけるよう協力して取り組むことを誓い合った。自分が招いた結果とはいえ、<u>「家族を失う」という現実に直面したことは、本当に辛く悲しいことであったし、そこまで家内や娘を苦しめたことは、何よりも情けない思いで一杯。</u>

②治療体験記～受診から現在に至るまで～

　当院には「病気かもしれない」という気持ちがあり、家内も色々調べてくれ、一度受診してみようということで来院。

　先生からは、大変厳しい言葉、条件も伺ったが、今までと同じことをしていても「変われないかもしれない」との思いから、家内と2人で「頑張ってみよう」と決め、通院を始めた。投薬による治療が、正直、どの位、効果があるのかわかりにくいが、パチンコへの欲求が失くなったのは確か。<u>カウンセリングを通じて、パチンコというものに「逃げ場」を見出そうとしていた自分や、生い立ちから起因する自分の深層心理にある欲求を少しずつ見つめることができ、自分の「よいところ」「悪いところ」「強いところ」「弱いところ」を自分なりに理解することができた。</u>家内や娘とも、<u>より「生の自分」「ありたい自分」を隠さず接することができるようになり、よい関係になってきたと感じている。</u>もちろん、全ての治療による成果ではないと思うが、色々な変化のキッカケになったと感じている。

　続いて奥様の体験記です。

****

Case 13-2　3日間の家出をして決意……よい方向を信じてあきらめない（プクシーさんの妻）

①ギャンブル依存症の状況〜家族がギャンブルにのめり込んだ日々〜

　私の夫は、何度かパチンコで借金をしたことがありました。その時、私は、借金は返さなければ！　という思いだけで、50万円、120万円と返し、その度に夫には「もう、借金はやめて」「パチンコもお小遣いの範囲内で、楽しむだけにして」と言っていました。

　ところが、ある日、夫から、「借金が400万円ほどある」と言われました。パチンコで負けて、それを取り返そうと、またまた銀行やローン会社から借金をしていたみたいです。借金のあまりの多さに、私は「はぁ？　何やってるのよ」と。でも、どうにかして借金は返さないといけないという思いで、貯金していたお金をおろして、全額返済しました。その時、夫には、「もう、いい加減、パチンコはやめて！　あなたは家族がある身なのに、家族が大事じゃないの？」「今度やったら、許さないから……」と釘をさしたつもりでした。

　しかし、それから2年半経った頃に、会社預金が40万円おろされるという通知が届きました。それを見た私は「えっ！　もしかしたら、また……」という不安がたまらなく湧いてきました。会社から戻った夫を問いただしてみると、「**ごめん。また、やってしまった。でも、どうしてそうなってしまうのかわからない。家族は大事だし、愛しているのに、なぜかわからない**」と言うばかりでした。よくよく聞いてみると、絶対にやらないと約束していたパチンコを、半年後くらいにはまた始めていたそうです。私は、「信じていたのに」と言い、裏切られた気持ちでいっぱいでした。そして、私は、どうしていいかわからず、「私なりに考えてみます。あなたも、

自分のやったことをしっかりと考えてください」と置き手紙をし、一人娘を連れて、家を出ました。

　3日間、家を出て、離婚した方がいいのかと考えました。しかし、**このまま何もせずに離婚しても、夫にとって、私にとって、ましてや娘にとっても、何の解決にもならない**と思いました。そして、**パチンコへ行かないために、何かないか、やれることを考えてみよう**と思いました。「自分でもなぜパチンコへ行ってしまうのかわからない」と言う夫に、私は何を言ったら、何をやったらいいんだろう？　と考えました。その時、「パチンコ依存症」という言葉を思い出し、インターネットで検索してみました。すると、パチンコ依存症は、WHO（世界保健機関）でも認定されている病気だとあり、原因は？　治療法は？　とあったので「これだっ！」と思いました。夫は、私の言うことだけでは、真剣に考えてくれない。これはぜひ専門の医師に相談してみよう！　と夫にも相談しました。夫も了解し「頑張ってみる！」と言ってくれ、自宅から少し離れた「あいち熊木クリニック」へ行ってみることにしました。

②治療体験記〜受診から現在に至るまで〜

　クリニックでは、診察、薬物治療とカウンセリングがあります。私は、元々薬があまり好きではなく、薬を服用することに、最初少し抵抗がありました。カウンセリングは、クリニックへ行ってみようと思った経緯や、家族のこと、生い立ちなど、いろいろな話をさせていただきました。私は、カウンセリングで夫が自分の生い立ちや、どうしてパチンコへ行くようになったかなど、自分をふり返り、その時その時の思いや感情を口に出すのはよいことだと思いました。きっと、**どうしようもない目に見えない何かがあり、それを少しずつ紐解いていけば、原因もはっきりとしてきて、それを溶かしていくことができる**と思ったからです。そして、**私も一緒にその場で私の想いを口に出し、夫が私の想いを心に留めてくれているこ**

とがわかりました．通院を始めて，半年が経とうとしています．夫は，表情が明るくなり，家庭の中も笑いが増え，明るくなってきました．私は借金さえ返済していればいいと思い，夫に対して母親になり，甘やかしてばかりいました．本当は，もっと根本の問題に目を向けなければならなかったことに気付かされました．

　家出をした3日間，家族全員がたくさん泣きました．そして，その後しばらくは，とてもつらい日々でした．でも，私は，やれることはやってみよう！　このまま終わり（離婚）にはしたくない．必ずよい方向へ向かっていく！　家族の絆が強くなっていく！　と信じています．借金も，司法書士の方に相談をして，少しずつ返済しています．いつか「そんなこともあったね！　頑張ったよね！」と明るく笑って言える日が来ることを信じています．同じ境遇にある方も，ぜひあきらめないでください．

　いかがでしたでしょうか？　奥様が家を空けたことで，家族の大切さに気づき，治療を決意したプクシーさんの勇気と切実さ．そして，どんなに辛い状況におかれても決して諦めない，奥様の前向きさ，行動力，家族への愛情．どれが欠けても快方には向かわなかったことと思います．実際，現場でカウンセリングをしていると，プクシーさん夫妻のように，本人にもやる気と切実さがあって，ご家族も協力的というケースはそう多くないというのが正直なところです．

　けれども，決してプクシーさん夫妻が特別というわけではありません．なぜなら，勇気も切実さも前向きさも愛情も，本当は誰もがもっている，人生を豊かに生きるための健康的な力だからです．カウンセリングで，こうした健康的な面を強化していくことは可能です．

　ですが，どんなに優秀な医師やカウンセラーであっても，当事者の方々を診察室やカウンセリングルームに引っ張ってくるこ

とはできません。なんとかして内側から湧き出てくる力を振り絞り、自分自身の足で来ていただくしかないのです。

　ご本人が難しいのなら、まずはご家族の方からでも。それができるかできないかが、こちらの体験記を綴ってくださった皆様と、ギャンブル依存症で先が見えず困っている方々の違いではないでしょうか。

■ 同じ境遇にいる方へのメッセージ～依存症だったからいえること～

　本章では最後に、ギャンブル依存症当事者あるいはそのご家族からのメッセージをお届けします。「同じ境遇にいる方へのメッセージ」と題してご協力いただいたアンケートには、重く、それでいて優しく、力強い言葉が並びました。実際にギャンブル依存に苦しみ、悩み、克服に取り組んだ今、当事者の方々が伝えたいこととは……。

　当事者の方はもちろん、治療者の私たちも考えさせられるメッセージばかりです。あなたを勇気づける一言を探してみてくださいね。

＊＊＊＊＊＊＊＊＊＊＊＊＊＊＊＊＊＊＊＊＊＊＊＊＊＊＊＊
★私と同じ境遇の方には、私のようにパチンコ依存症は自分でははっきり認識できない、もしくは認識していてもそこから抜けきれないことだと思います。色々な人にも迷惑をかけてしまいます。自分だけでなく家族や親や周囲の人々の人生を変えてしまいます。<u>1人では絶対に治りません。</u>クリニックの先生との面談が大切です。自分一人がどうなってもいいと思っても、決してそうではなく色々な人がかかわり、迷惑をかけたり、人生を変えることになるのです。（そらまめさん　61歳男性）
★過去は絶対に消せません。<u>未来は絶対に変えられる。</u>（スタカン

さん　43歳男性）

★焦りはよい結果を生みません。ましてや1人で解決することは苦しみをも生むかもしれません。**気長に気楽に肩の力を抜いて依存症と向き合ってください。**（おいちゃんさん　53歳男性）

★以前から息子には「病気では」と言われていましたが、家族も甲斐性がないだけだと思っていましたが、**同じ境遇の方には一度1日でも診察に行っていただきたい**です。家族からももっと早く行けばよかったと言われる毎日です。（しげさん　62歳男性）

★**早くパチンコ依存症を自覚して、**治療をすることを勧めます。（まさまささん　52歳男性）

★私は、あと2、3カ月で1年間本当に1回もギャンブルをしていないということになります。そのご褒美で、仕事も頑張り続けましたので、旅行へ行こうかなと考えています。私は、これからの人生は、自分のために使いたいと考えています。人のためとか、家族のためとか、義務感でやらなきゃダメなんだとか、そういうことではなく、自分を大切にすることが、周りの人を大切にすることにつながっていくと考えています。

　時には、少し頭によぎるパチンコ、スロットのこと。あまりにも身近で、目に入る状況を避けることは無理です。でも、毒です！ あの遊びは。（中略）

　よく考えれば、なぜ借金をしてまでパチンコ屋へ行くのか？　家族に嘘をついたり、自殺未遂をした後でも行きたいと思うのか？　よいことなんてほとんどなく、悪くなる方へどんどん進むのにやめられないのか？　私は病気です。でも治せばよいのです。私は、必ずやめて、人生を少しでも取り返して、自分に対する自信をつけてポジティブに生きていきたい、これからはそうなると信じます。（中略）

　それぞれの方たちは、全く同じ境遇ではないと思いますが、根本

は似ている様な気がします。(中略)

　本当にいけないのは、「ああやっぱり自分はダメな人間なんだ」と考えてしまうことです。自分もそうでした。**自分はギャンブルに依存している病気である事を認めて、何回も言いますが、治せばよいのです。逃げなきゃいいんです。**自分の人生は、自分でよくするしかないと思います。(中略)

　ギャンブルの依存を治すことは、誰の人生にとっても、大きな変化をよい方向にもたらすことになるでしょう。私もまだまだこれから油断せずに、一生やめ続けます。(ヤスさん　45歳男性)

★今「パチンコ依存症」で悩んでいらっしゃる方にいえることは、自分たちで克服するには難しい病気であるということです。やはり先生方のお力をお借りすることをお勧めします。**通院してカウンセリングを受けることで自分のこと、家族のことを知ることにもなりますし、家族関係を考え直すいいきっかけにもなる**と思います。(54歳男性の妻)

★パチンコ依存は、本人の問題でもあるけれど、家族皆の問題でもあります。そこまでひどくなるまでの経緯を考えるに、家族でそれを許してきてしまったという事実も多少あるからです。本人の問題であると同時に、家族関係が破壊されていく怖い依存症ですので、本人だけで頑張らせるのではうまくいかないと思います。家族側からのバックアップ、見守りは絶対必要です。パチンコは麻薬と同じだと個人的には思っています。**すべてが壊れて互いに憎み合い、失う前に、家族関係を見つめ直し、患者本人の本来の姿を取り戻すために皆で頑張って欲しい**と思います。(69歳男性のご家族)

★本当にギャンブル依存症の息子との闘いは大変でした。母親としては死を考えることもありました。布団に入って思うことは、私が死ぬか、息子が死ぬか。そうすればこの胸の苦しさが楽になるのでは？　と思っては、毎日睡眠薬を飲んで寝ていました。

私がカウンセリングを通して感じたことは、何かのきっかけで物事はよい方向に変わっていくということ（きっかけが何だったのかはわかりませんが）。ある日、息子がふらりとやってきて「今まで俺は何をやってたんだろう」と言いました。「俺のことを一番理解してたのは（離婚した）先妻なのに」と独り言のように呟きました。私は、「早く気づいていたらね」と言ってやりました。(44歳男性の母)

★現在、治療の途中です。お伝えできることなど何もないと思います。息子と毎日一緒にいて、ちょっとした表情の変化や言動など、何かの変化や予兆を見逃さないように努めていくだけだと思っています。**ただ、間違いなく毎日何かが変化しています。** その変化が前向きなのか、後ろ向きなのかを感じ取りながら過ごしているところです。たぶん、そういう目で息子を見ていくことが大事なのだと思います。その上で、息子を大人扱いして対応することを心掛けていかなければならないと思っています。(62歳男性の父親)

＊＊＊＊＊＊＊＊＊＊＊＊＊＊＊＊＊＊＊＊＊＊＊＊＊＊＊＊＊

あとがき
～いかなる嗜癖にもならない、勁(つよ)い人間なんているだろうか～

 随分昔の話になりますが、私が小学4年生だった夏休み、私の住むB町でなぜか「めんこブーム」が巻き起こりました。めんことは、長方形や円形の厚紙の表面に絵が書かれたものです。"自分のめんこを地面に叩きつけ、相手のめんこをひっくり返したら勝ち、そしてひっくり返しためんこは自分のものになる"という簡単なルールですから、小さな子どもでも参加することができます。しかし、相手のめんこを奪い合うのですから、いわば勝負事・賭け事の一種といえます。今にして思えば、ただ絵のついた厚紙の取り合いになぜそれほど皆が熱を入れたのかわかりませんが、近所の男子小学生はこのめんこを巡って皆狂乱状態にありました。朝から晩まで大勢の小学生が広場に集まり、疲れ知らずで黙々とめんこを打ち続ける。まだうまくめんこが打てない小学校低学年の子は、持ってきためんこを全部めくられてしまい、大泣きして帰っていくようなこともありました。そこは低学年といえど容赦なく取り上げる。泣いて帰った子の親が色をなして、めんこを取り上げた子の家に乗り込む、というような"事件"も起こりました。

 いつもとっぷり日が暮れて、相手のめんこが見えなくなればお開きでした。そして帰宅後、私はその日の"成果"を眺めてご満悦になったり、お気に入りのめんこを召し上げられたことを思い出し意気消沈したり。寝入りばなに翌日のめんこの"作戦"を考え、なかなか寝つかれないことさえありました。

 今になって、あのひと夏のことを考えます。あれは一体何だったのか、と。そして、なぜあの時めんこが急に流行りだしたのか。そ

もそも、どういういきさつで、誰によって、めんこがB町に導入されてきたのか、その由来が判然としません。そして、それがB町の男子小学生の間で、感染症のように猖獗を極めるに至った理由もわかりません。私自身、いつの間にかハマり込んでいたのです。そして最後にはどのように終息したのかも、思い出せません。ただあの時、何よりも大切に思えためんこはいつしか倉庫の奥に仕舞い込まれてしまいました。私は高校3年時に、あることがきっかけでこのめんこ達に"再会"したのですが、汚く泥にまみれた厚紙の束に、何の感慨もありませんでした……。

先に、「まえがき～ギャンブルさえしなければ、いい人～」のなかで触れたように、私がギャンブル依存症治療にかかわる決意を固めたのは、依存症者への共感というより、その妻が夫に対する長年のアンビバレンツを超越したところでみせた人生の覚悟の深さに共鳴したからです。

それゆえギャンブル依存症臨床に携わるようになった当初、ギャンブルに狂奔する人々の気持ちというのは、どこか自分からは遠いものという冷めた印象が拭いきれませんでした。私は嗜癖には陥りにくいタイプの人間だ、と考えていました。しかし、ひょんなことから昔の"めんこ依存"のことを思い出し、「これはギャンブル依存症と本質的には何も変わらない」と自覚するようになりました。私がこれまでにギャンブル依存症になっていないのは、たまたまギャンブルに巻き込まれる環境にいなかった、というだけのことなのかもしれません。

私個人の"めんこ依存"体験を一般化してはいけないかもしれませんが、私はここから次のような示唆を受けました。
1：子どもといえど、勝負事・賭け事に熱中しハマり込むことは、十分起こり得る
2：ひいては、「人間は、いかなる嗜癖にもならず一生を終えること

は、不可能に近い」のかもしれない

3：ギャンブル依存症になるならないについては、もちろん自己管理能力が大いに関係するが、そもそも"ギャンブルと出会わない運"も無視できない大きなファクターである

　このように私を含む多くの人は、簡単なことから嗜癖に陥ってしまう弱い人間であるかもしれません。しかし、自意識をもってその嗜癖を乗り越える勁さをもてるのも、また人間なのだと思います。

　私たちはこれまで、自らの弱さ・限界を知り、何よりも尊い豊かな人間関係に支えられてきた有り難みを知り、ギャンブル依存症から立ち直った人々を何百人も見てきました。今、ギャンブル依存症でありながら、治療や援助を避けようとしてこられたあなた、一歩だけこちらの方へ歩み寄ってみませんか。そして、ご家族にも同じことを申し上げたい。

　「自分の弱さを認める勇気」こそ、本当の勁さなのです。

（熊木徹夫）

謝辞：

　いつも「精神科臨床道」をともに歩んでくれているギャンブル依存症研究所およびあいち熊木クリニックのスタッフの皆さん、本当にありがとう。ギャンブル依存症治療は、とりわけ心理スタッフとの連携なくして成立しません。皆さんとこれまで、さまざまな臨床経験を共有できたことに幸せを感じます。

　患者さん（クライアントさん）、そしてそのご家族とはそのかかわりのなかで、本当に計り知れぬほど大きな学びを得ました。人生の崖っぷちにいる方々との臨床では、こちらも手に汗握ることの連続ですが、その分そこから脱却された時の歓びもひとしおです。勇気をもって治療体験記をお寄せいただいた方々、深く感謝いたします。

　中外医学社編集部の五月女謙一さん、彼の柔和ではあるものの適確なご指摘がなくては、本書は成立し得ませんでした。もともと別のプロジェクトでご一緒したのが始まりですが、今回私たちが長年こだわり続けた取り組みにも光を当てていただいたのは、何よりもありがたいことでした。

熊木徹夫

索 引

あ行

あいち熊木クリニック	66
悪党（悪漢）	39
明日は勝てる	132
アセスメント	50, 101
アドヒアランス	95
飴と鞭	79
アルコール	32
アルコール依存	10, 39
アルコール依存症	38
アンビバレンツ	162
家出	16
育児放棄	13, 15
イクメン	41
意志薄弱	33
依存	11
依存症治療拠点機関	48
依存症治療拠点機関設置運営事業	48
「いつか挽回できる」	133
いつか挽回できるという根拠のない自信	136
一家離散	13, 14, 141
一家離散の危機	140
一発逆転思考	127
伊波真理雄	37
イネイブリング	36
「今まで何となく自分を大切にしてあげていなかった」	139
医療保護入院	56
インターネット	32
インターネット依存症	42
インテーク面接	50
嘘	97
うつ	26
うつ状態	16
うつ病	16
「オール・オア・ナッシング思考」	60
「お金のためなら手段を選ばない」	134
お目こぼし	75

か行

快感の伴う癖	11, 88
快感の伴う癖・執着	32
開業医	54
回避性人格	33
買い物	32
買い物依存	16
外来治療	53
快楽的	127
カウンセラー	50, 69
カウンセリング	50
カカオ	32
カジノ法案	31

過食嘔吐	16	定義	5
家族システム	152	発覚	96
家族心理学	152	罹患者数	1
家族の絆が強くなっていく	156	「ギャンブル依存症研究所」	66
家族へのエンパワメント	83	ギャンブル依存症再燃の"火種"	88
家族崩壊	141	ギャンブル依存症専門外来	69
家族療法	152	「ギャンブル依存症治療体験記」	128
家族を失う	152	ギャンブル依存症の合併症	16
価値観の変容	139	ギャンブルが新たなストレス要因になる悪循環	136
勝ち体験	34	ギャンブル開始から借金をするまでの期間	25
合併症	26	ギャンブル障害	6
渇望状況への反復的な曝露	35	ギャンブルツアー	104
過程嗜癖	32	「ギャンブルと出会わない運」	163
過量飲酒	16	共依存	32, 124
寛解	84	共依存関係	36
関係嗜癖	32	強迫性障害	16
患者とみなされた人	152	強迫的ギャンブラー	7
韓非子	127	「禁煙パイポ理論」	105
偽悪的	39	金銭感覚	87
義侠心	83	金銭管理	115
機能分析	108	禁断症状	125
ギャマノン	45	禁欲的	127
「ギャン研」	69	空虚感	33
ギャンブラーズ・アノニマス（GA）による20の質問	5	熊上 崇	22
ギャンブラーズ・アノニマス	45	「熊木メソッド」	69
ギャンブル	32	クライアント	50
ギャンブル依存	39	クレジットカード	81
ギャンブル依存症	42		
克服	104		
診断基準	5		

契約	77
ゲーム	32
ゲーム依存症	42
結果	109
現実逃避的	127
公営ギャンブル	39
厚生労働省	20, 38, 47
行動	109
行動嗜癖	32
行動療法	94
コーヒー	32
国勢調査推計	38
国民生活白書	14
誇大な自己	33
固定比率スケジュール	61

さ行

斎藤　学	37
サウスオークス・ギャンブル・スクリーン	5
砂糖	32
サンドール・ラド	34
支援の貯金	49
自己愛性人格	33
自己顕示的	33
仕事	32
自殺	18
原因	20
自殺企図	26
自殺率	19
自傷	32
自助グループ	45
自尊感情	33
自体愛	34
失業	151
失踪	26
自転車操業	137
自分の弱さを認める勇気	163
嗜癖（アディクション）	11, 32
嗜癖再発の"火種"	36
借金	97
借金の肩代わり	113
借金の原因	13
借金発覚	27
集団精神療法	46
集団認知行動療法	56
主体性の放棄	55
循環気質	94
瞬発力	79
"しょうがない男"と"それを大目に見る女"	39
衝動制御障害	10
衝動制御能低下	35
消費者金融	132
初回面接	50
女性原理	42
女性的価値観	42
人格が幼い人	94
身体依存	35
心的メカニズム	72
シンナー	32

心理カウンセリング	93
心理教育	56
推理	72
スマートフォン	32
スモールステップ	60
「スリル依存症」	124
性悪説	79
性格傾向	33
精神依存	34
精神科クリニック	53
精神疾患の診断と統計マニュアル 第5版	5
精神病理学	32, 72
精神療法	50
精神力動	72
性善説	79
世界保健機関	155
セックス	32
切実さ	71
摂食［過食嘔吐］	32
窃盗	32
窃盗癖	10
説得力	73
刹那主義的	93
刹那的	127
セラピスト	50
セルフケア	58
善悪良否	82
先行刺激	109
全国拠点機関	48
前頭前野	35
躁うつ	26
躁うつ病	54
総括	92
双極性障害	54
総合病院内の精神科・心療内科	53
草食系男子	41
措置入院	56
存在構造	72

た行

代償的な依存行為	70
代償的な欲求充足行動	34
対人依存的	33
対人恐怖	33
耐性	11, 35
退廃的	39
大麻依存	10
他者視点	137
他者視点の形成	131
多重債務	137
多重嗜癖問題	37
他責的	94
立て替え経験	27
田中克俊	21
田辺　等	19
谷渕由布子	37
タバコ依存症	38
男性原理	42
男性原理不在	40

男性ナルシシズム	38		家族への裏切り	136
男性の行動規範	40		2番めの母親	41
丹野ゆき	37		入院治療	56
治癒	84		任意入院	56
中脳辺縁系	35		認知行動療法	107
直感	72		認知的不協和	62
治療契約作り	87		認知的不協和理論	62
治療終結	92		念書	70
治療における筋を通す	79		念書交換	73
治療における千変万化	79		「のど元過ぎれば熱さ忘れる」	76
治療の筋	79			
治療の迷走しかけ	85			
通院型カウンセリング方式	69			
ディズニーランド	42			
手触り	72			
統合失調症	26			
鈍化	36			

な行

内閣府	18
内省力	52, 82
内的葛藤	90
ナルシスト	33
慣れ	36
ニコチン	32
ニコチン依存症	38
二次受傷	47
二次的なお金依存症	81
二次被害	13
二度としないと誓った	

は行

恥	40
恥にならぬように生きること	40
パターナル	80
パチンコ・パチスロ依存症	42
発達障害	54, 146
パニック発作	16
箒木蓬生	8
ハマる動機	38
犯罪	14, 16
ビギナーズラック	127
卑小な自己	33
1人カラオケ	107
否認	35
「否認の病」	30, 36
暇つぶし	115
100か0思考	60
病識	30, 98
病態把握	72

病的賭博者	7, 22
不安・緊張状況	33
福祉保健局	47
「武士は食わねど高楊枝」	40
父性的な（パターナルな）振る舞いをしないこと	40
物質関連と嗜癖障害	10
物質嗜癖	32
負のスパイラル	35
負のループ	99
部分強化	34
フラストレーション	33
不倫	16
ベネッセコーポレーションの顧客情報流出事件	17
変動強化スケジュール	61
変動比率スケジュール	61
放火	32
放火癖	10
報酬回路不全症候群	36
報酬系回路	36
暴力	16, 32
放浪	16
補助的ケア	58
母性愛	124
母性原理	42
本人や家族の困り具合	101

ま行

マイルドなランディング	70
マターナル	80
「待ちぼうけ」	127
松本俊彦	30, 37
万引き	16
ミーティング	56
ミラクル思考	120
夫婦（めおと）・男女の理想	39
メランコリー親和型	94
「めんこ依存」	162
めんこブーム	161
森岡正博	41
森山成彬	23
問題賭博者	7, 22
問題の見立て	101

や行

薬物	32
薬物療法	53
やせ我慢	40
「やめたいのにやめられない」	129
欲求充足パラドックス	34
予防的ケア	58
より無害な依存	105
より無害な依存行為	70
より無害な嗜癖	37
「より無害な代償的依存行為」	70
4者面談方式	70

ら行

力動学	32
離婚	13, 14, 119
離婚問題	151
リストカット	16
離脱症状（禁断症状）	11, 35
臨床心理士	69
レッテル効果	59
恋愛	32
恋愛（SEX）依存	39
浪費	16

わ行

「わかっていてもやめられない」	129

欧文

addiction	32
adherence	95
Antecedent	109
A-T スプリット	55
Behavior	109
Consequence	109
DSM-5	5
DSM-III	10
DV 男	42
GA	45
identified patient（IP）	152
NPO 法人	56
SOGS	5
WHO	155

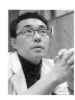

熊木徹夫
くまきてつお

京都市出身。名古屋市立大学医学部卒。
あいち熊木クリニック院長・ギャンブル依存症研究所 代表・精神科医・漢方専門医。
著書に、『精神科医になる～患者を＜わかる＞ということ～』（中央公論新社）、『精神科のくすりを語ろう』（日本評論社）、『精神科薬物治療を語ろう』（日本評論社・共著）などがある。

ギャンブル依存症研究所

　ギャンブル依存症研究所は、ギャンブル依存症の解決に特化した心理カウンセリングルームです。ギャンブル依存症はひとりで克服するのが大変困難な病。そのため、本人の切実さに加えて、家族の協力と専門的な支援（＝心理カウンセリング）が必要です。

　当院はご本人のみならず、ギャンブル依存症の方のご家族を対象にした心理カウンセリングを行っております。ご家族のギャンブルでお困りの方はお気軽にお問い合わせください。

ギャンブル依存症研究所

〒470-0136　愛知県日進市竹ノ山2-1321
📞**0561-75-5707**　Web http://www.dr-kumaki.net/gamken

＊ギャンブル依存症研究所は、あいち熊木クリニックに併設したカウンセリングルームです。

営業時間：
月・火・木・金	9：00～12：30
	16：00～19：00
水・土	9：00～12：30

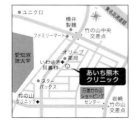

ギャンブル依存症サバイバル
パチンコ・スロット・競馬・競輪におぼれる人を救済するため、患者・家族・医療者に贈る指南書　ⓒ

発　行	2015年 8月20日　1版1刷
	2017年 5月25日　1版2刷

編　著　　熊木徹夫
　　　　　ギャンブル依存症研究所

発行者　　株式会社　　中外医学社
　　　　　代表取締役　　青木　滋
　　　　　〒162-0805　東京都新宿区矢来町62
　　　　　電　話　　(03) 3268-2701（代）
　　　　　振替口座　　00190-1-98814番

印刷・製本/横山印刷㈱　　〈KS・MO〉
ISBN978-4-498-12976-4　　Printed in Japan

JCOPY　<(社)出版者著作権管理機構 委託出版物>

本書の無断複写は著作権法上での例外を除き禁じられています．複写される場合は，そのつど事前に，(社)出版者著作権管理機構（電話 03-3513-6969, FAX 03-3513-6979, e-mail: info@jcopy.or.jp）の許諾を得てください．